艺术疗法

[英]大卫·爱德华斯 著

黄赟琳 孙传捷 译

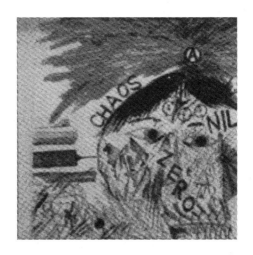

重庆大学出版社

关于作者

　　大卫·爱德华斯在伦敦大学金史密斯学院接受培训后，于 1982 年取得了艺术治疗师资格。他的工作涉及临床治疗和教育领域，在执教的同时也出版书籍，其著作在艺术疗法领域广为流传，　　　　被聘为一家心理治疗机构（Share Psych　　　　　　　　床部门经理，该机构位于英国谢菲尔　　　　　　　　艺术治疗师、临床治疗顾问、英国心理　　　　　　CP）注册心理动力治疗师。

第 2 版序言

我于 2003 年 11 月写下这本书的第 1 版序言时，并没有预料到 10 年之后艺术疗法这项事业的进步会如此显著。第 1 版书中关于历史和理论方面的内容仍与行业发展密切相关，我在第 2 版中将其保留，至于培训、实践、研究以及艺术治疗的职业规范，都已发生巨大的变化。在英国，影响艺术疗法发展的经济、社会和政治背景，在过去的 10 年里都经历了翻天覆地的变化。此书的再版是为了向读者提供艺术疗法这一领域的最新成果，以及这些成果带给艺术疗法的影响。因此，我在第 2 版中对第 5 、6 、7 章进行了大幅度修改。

第 2 版《艺术疗法》与第 1 版的共通之处在于用清晰易懂的语言向读者介绍艺术疗法，信息丰富，读者无须具备该领域的专业知识也能理解。为此，我调整了本书的篇章结构。首先，针对自身临床经验的局限性，我邀请了几位职场中的艺术治疗师补充新材料，以丰富书中的相关要点。我还添加了一个术语表，以期帮助读者更好地理解治疗学的专业词汇、艺术疗法和艺术历史。另外，艺术疗法已在全球迅速发展起来，我相信已无必要对近期的发展现状作出评论，因此删去了从国际视野看艺术疗法的章节。

我希望这本书能给英国及其他地方的执业艺术治疗师提供参考，同时，本书的主要读者群体是学生、治疗师、相关领域的学者、潜在的患者和那些有兴趣发掘艺术疗法潜力的人们，以期促进他们个人对这项领域的研究。

很多人为该书的再版给予了帮助，我在此向他们表达诚挚的谢意。首先，我要感谢那些提供补充资料以及阅读后提出建议的人们——苏珊·阿勒可（Susan Allaker）、麦克尔·阿特金斯（Michael Atkins）、威尔·科瑞恩（Will Crane）、班锐·达玛瑞尔（Barrie Damarell）、卡门·爱德华斯（Carmen Edwards）、彼得·格尼（Peter Gurney）、瓦尔·胡尔特（Val Huet）、戴尔·基奇（Dale Kitchen）、朱莉·里森（Julie Lesson）、佳娜·桑福德（Jana Sanford）、乔伊·谢费恩（Joy Schaverien）教授、尼克·斯坦恩（Nick Stein）和克里斯·伍德（Chris Wood）博士。我还要感谢塞奇（Sage）出版社的编辑——爱丽丝·欧文（Alice Oven）和凯特·沃顿（Kate Wharton），感谢她们的耐心、理解和帮助，使本书得以顺利出版。

CONTENTS

目 录

1. 什么是艺术疗法?

本章提要

本章对"艺术疗法"进行定义并讨论结合绘画进行治疗的价值和重要性。案例材料通过图文结合的方式展现。

什么是艺术疗法?

艺术疗法,或者艺术心理治疗,这个术语最初出现于20世纪40年代后期。自此术语开始使用以来,随着这个行业的发展,人们不断给出其新的定义,有些定义甚至相互对立。在英国,人们普遍认为亚德里安·希尔(Adrian Hill)是第一个把"艺术疗法"定义为"把绘制图像应用于治疗"的人。

希尔曾患肺结核,他发现艺术有利于治疗肺结核,他自己的身体也是通过艺术而逐渐康复的。他认为艺术疗法的价值"在于大脑完全沉浸于艺术中(而且手指也忙于其中)……(通过艺术)患者往往会释放出压抑在心里的创造力"(Hill,

1948：101-02）。希尔暗示艺术疗法让患者具备强大的能力来"抵御自身的不幸"（1948：103）。

几乎在同一时期，玛格丽特·南姆伯格（Margaret Naumberg）也开始把自己在美国的工作称作"艺术疗法"。南姆伯格的艺术疗法模式建立在以下一些方式上。

> 通过自发的艺术表达方式来释放潜意识，该方法源于医患之间的**移情关系**以及对**自由联想**的激励。它与心理分析理论紧密相关……治疗效果取决于医患之间移情关系的发展，也取决于患者不断努力去解读自己那些具有象征意义的画作……这样就构成了患者与治疗师之间进行交流的形式；这些画作成为具有象征意义的语言（Naumberg in ulman，2001：17，黑体部分由作者在写作过程中添加）。

尽管希尔和南姆伯格采用的艺术疗法大相径庭，且这些方法后来也被业内的新方法所替代，但他们的先驱工作有着重要且持久的影响。这是因为艺术疗法在英国沿着"两条平行线"发展（Waller，1993：8）：其中一条线是希尔所倡导的：艺术等同于治疗；另一条线是南姆伯格所拥护的：在治疗中利用艺术。前一种观点强调艺术过程就有可能治病，而后一种观点重视艺术治疗师、患者和艺术作品三者之间的治疗关系。

三角关系

艺术治疗师、患者和艺术作品三者的相互位置很重要，它决定着艺术疗法中疾病的康复或者治疗上的变化究竟在何时发生。这就是说，治愈效果到底归功于创作过程本身，还是医患关系，或者是很多英国艺术治疗师所持的观点——治愈效果取决于所有这些因素的结合。

艺术疗法的动力往往呈现出下图所示的三角关系（Case, 1990; Schaverien, 1990, 2000; Wood, 1990）（见图1.1）。

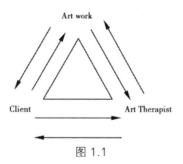

图 1.1

从三角关系图可知，在单次治疗或多次治疗中，每条边发生作用的权重关系（比如，患者和他们的艺术作品之间的关系、患者和艺术治疗师之间的关系）会有所不同。

艺术疗法的定义

随着艺术疗法作为专门职业的出现，其定义也变得明确起来。从当代视角看，可将艺术疗法定义为一种治疗方法，在这种治疗方法中，创作人和物的形象在心理治疗的医患关系里发挥着重要作用。

比如，英国艺术疗法协会（BAAT）目前将艺术疗法定义为：

> 艺术疗法是一种心理治疗方法，将艺术作为最基本的交际模式。
>
> 如果患者求医于一个艺术治疗师，患者无须具备艺术经验或者技能，艺术治疗师根本不会从美学角度评判患者的创作，也不会把患者的创作当作医学诊断的主要评判依据。
>
> 医师的总体目标是让患者能够在安全、轻松的环境下使用艺术材料，从而在个人层面上实现改变和进步。[1]

其他国家级协会给出了类似的定义，只是存在一些细微差别。美国艺术疗法协会（AATA）给出了以下定义：

> 艺术疗法就是把艺术创作应用于治疗中，这种应用属于职

---

1 BAAT, www.baat.org/art_therapy.html（2013-01-17 访问获取）。

业范畴，被应用于那些在生活中经历病痛、创伤、磨难的人，也被应用于那些寻求自我发展的人。通过艺术创作及反思艺术作品和艺术创作过程，人们可以提高对自我及他人的认识，可以减轻症状，缓解压力，抚平创伤；提升认知能力；享受艺术创作中真切的生活乐趣。[1]

加拿大艺术疗法协会（CATA）用类似的语言定义了"艺术疗法"：

艺术疗法……借助艺术创作的创意过程和患者对创作的反思，促进患者精神、身体和情感状态的改善。[2]

上述这些官方定义都清楚地解释了艺术疗法的含义，下面列举几位艺术治疗师对艺术疗法的个人理解。

艺术疗法的含义难以简单概述。一些人认为，艺术本身是治疗过程的主角，而另一些人认为，患者与治疗师的关系才是最关键的因素。我却认为二者皆重要，而且二者同等重要。我认为艺术疗法的成效取决于患者，以及艺术、治疗师和患者三者的合

---

1 AATA, www. arttherapy. org/aata-history-background. html（2013-01-17 访问获取）。
2 CATA, http: //catainfo. ca/cata/wp-content/uploads/2012/06/CATA_BROCHURE_FINAL_JUNE_2012-brochure_final_june2012-edit. pdf （2013-01-17 访问获取）。

作情况（MA）。

在我进行的艺术疗法中，艺术有成功的，也有不成功的。有时患者利用艺术创作来克服见面时的尴尬，因为他们在艺术创作的时候能够更自如地交谈。但有时患者也会因为艺术而更加封闭，或者说更加保守。有时艺术确实充满了创意、意义和象征性。然而，创作的图形可能源于交谈中的想法，也可能是书面交流得到的想法。在艺术疗法中创作出来的图像值得我们去探索与玩味（AM）。

艺术疗法是一种心理治疗方法，通过当事人的艺术创作来探究和减缓那些引起忧伤情绪的思维过程和矛盾（DE）。

艺术治疗的本质存在于艺术和治疗之间可能建立起的关系。这二者间的关系可能导致冲突，同样也可能产生治疗的效果，由此被描述为"不稳定的伙伴关系"（Champernowne, 1971）。正如 M. 爱德华斯（M. Edwards）评论道：

看上去，合作双方中的一方放弃了争斗，这样一来，艺术疗法要么让我们收获了画作，但没有治疗效果，要么治愈了疾病，但没有在艺术上有所收获。这两种结果都丧失了应该由二者关系带来的独特优势（Edwards, 1981: 18）。

需要强调的是艺术治疗中的关系主要针对视觉艺术（主要是油画、绘画和雕刻），并不包括音乐、戏剧或者舞蹈等其他艺术形式。但可能这些艺术门类之间存在着重合的领域（见Hamer, 1993；Jennings and Minde, 1995；Levens, 1994）。在英国，是由治疗师把这些艺术应用到疾病治疗上，如艺术治疗师，他们都接受了专门的培训（Darney-Smith and Patey, 2003；Langley, 2006；Meekums, 2002；Wilkins, 1999）。这与欧洲其他国家的情况并不一样。比如在荷兰，"这些职业被认为是创造性的治疗，与培训和职业发展更加紧密相关"（Waller, 1998：47-8）。

艺术疗法的目标

在实际操作中，艺术治疗同时包含绘画的过程和产物（从粗糙的描摹到精细复杂的象征表达），也包括一段治疗关系。医患关系营造出良好的积极氛围，使得每个患者都带着明确的目标进行人或物的创作，发掘、分享这些画作可能对他们产生的意义；通过这些方式，可以让患者对自身和遭遇的困难或不幸的本质有一个更好的理解，并有可能进一步给患者带来积极又持久的改变，例如改变自我认识，改变目前的人际关系，提升生活的整体质量。正如斯托（Storr）（1972：

203）观察到的，创造力提供了一种手段，能够"认识到内在压力，并找到具有象征意义的解决办法，将人们从不同程度的苦痛中解放出来"。

怎样进行艺术疗法？

艺术治疗的目标因人而异，它随着不同个体的特定需要而变化，这些需要也可能随着治疗关系的发展而发生变化。如在接受艺术治疗时，艺术治疗师鼓励患者在绘画和讨论时能分享、挖掘情感上的问题（见图1.2），而对另一些患者，治疗师指导他们如何使用蜡笔画出符号，从而为之前无法表达的情感提供了新途径（见图1.3）。

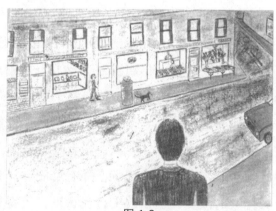

图 1.2

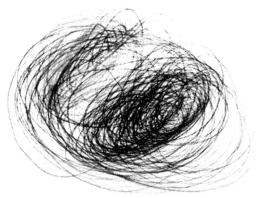

图 1.3

　　尽管人们通常认为，在视觉艺术领域技能娴熟的人才能接受艺术治疗并获得良好的治疗效果，但事实并非如此。当艺术主要服务于娱乐和教育目的时，人们的确很强调艺术才能，但是在用到艺术疗法时，艺术只是帮助表达情感和人生体验的一种手段，有艺术才能的人反而不容易做到这一点。

艺术是沟通方式

　　尽管人类有多种沟通方式，但在我们所处的这个社会里，语言是沟通的主要方式。词语不仅是我们在所生存的世界里交换信息的主要渠道，而且对于大多数人来说，也是他们用于表达和传递对世界的体验的主要媒介。大多数人至少在日常生活中试图使用语言来描述自己的经历，并讨论经历的意义。然而并非所有人类经历都能用语言表达出来。爱或恨是什么感觉，经受创伤、沮丧之苦又是怎样的感受，描述出这些情感可能要费九牛二虎之力去选用"恰当"的词。而有些经历和情感状态是无法用语言来表达的（见图 1.4）。

　　特别是有一些困境与幼儿时期的生活相关，那个时期我们能够感知世界，但不具备语言表达的能力。在这种情形下，艺术疗法提供了一种克服挫败感、恐惧和孤独的方法，这些相关经历可以通过不同于语言的其他方式表达出来，并被他人理解。

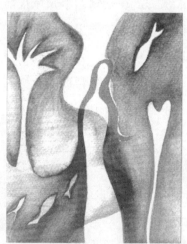

图 1.4

为何选择艺术疗法？

由于种种原因，某些人有着各种需求，面临各种困境，对于他们而言，艺术疗法是很好的治疗方法，理由有如下几点：

①在一种充满积极关系的环境下，一个人在绘画、思考和感受画作的过程中都会发挥想象力，并且还会承担冒险，这样的过程能促进一个人的情感成长、增强其自尊、促进其心理与社会的融合。

山姆（Sam）

在见到山姆之前，我很早就听说过他了。在我最近入职的医院里，他是广为人知的"艺术家"，因此成为我应该要认识的对象。当我们终于见面时，山姆迫不及待地向我展示他的作品以及作品的制作过程。山姆在监狱里待了好几年，在那期间，他形成了非常独特的创作方式，而且他在监狱里能找到的创作材料非常有限。

山姆凭借任何稍微平整光滑的平面、蜡笔、鞋油和一个边缘平整的工具（为了向我展示他的技术，他使用了一个黏土模具），都能创作出极为精细的图像，其中人形或者多个人形的图像与背景图案混杂在一起，给人以梦幻般的感受（见图1.5）。山姆对自己能够自如地创作出这些图像明显感到极大的满足，可他却没什么兴趣讨论这些图像对自己有什么意义。直到很长时间以后，随着我们相互了解的加深，他才肯跟我讲自己是怎样开始创作的。他觉得，只要能创作出这些图像，对得起自己被称作艺术家的身份就足够了。

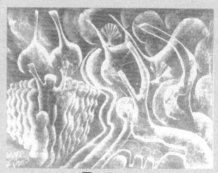

图 1.5

　　然而随着时间的推移，人们越来越明显地发现山姆的作品并没有发生什么变化，也没有越画越好，他甚至时常画不出什么作品来。在这种情形下，他总是抱怨感觉"心里空空荡荡"，也常常大量饮酒来麻醉自己，以减轻痛苦或者寻求灵感。即便能创作出图像时，他往往也只是重复同样机械化的动作，使用同样公式化的形状，一遍又一遍。除此之外，他创作的图像与他当时的感受或遇到的困难之间并没有什么联系。山姆的创造力好似被他自己的创作风格所限制了。事实上，他把自己的身份和大部分的自尊都与自己是艺术家联系在一起，而作为一名艺术家就要创作出不同寻常的作品，这样的想法形成压力，让山姆很难形成新的创作方式，因为他这么做要冒很大的风险。

　　渐渐地，山姆开始对自己的作品创作进行实验，开始成为艺术疗法部门的常客。之后，他变得越来越有自信心，广泛使用各种各样不同的创作方法和材料。山姆在艺术疗法小组的鼓励下，通过自己创作的图像以及与他人的人际关系，开始与别人分享自己创作时的想法和感受。

②创作人和物的形象，能让抽象的经历外化和物化，从而得以在作品中反映出来。

布伦达（Brenda）

布伦达之所以踏上艺术疗法之路，源于她的精神病医生写的一封推荐信。在住院的前几个月，布伦达变得非常焦虑，常去医生那里就诊，倾诉各种不适，却找不到身体上的任何毛病。大家觉得也许艺术疗法能够帮助布伦达找到表达出自己感受的方法，发现她病痛的缘由。在她的推荐信中有一点与众不同，接受艺术疗法的患者大多不懂艺术，而布伦达是一名才艺出众的版画家。尽管这一点让大家都觉得她接受艺术疗法再合适不过了，但在起始阶段，布伦达感到很难用绘画技巧表达出她的内心感受。她在治疗早期的画作无论风格还是内容上，都与她之前为各种杂志所创作的相差无几。

然而有一次，布伦达向我展示了一组她为俄国民间童话《芭芭雅嘎》创作的插图（见图1.6）。这个故事讲述的是一个小女孩被继母送到了姨妈家，继母的姨妈是个邪恶的女巫，生性残忍，想吃掉她。小女孩做了许多善事，终于成功逃脱，在故事的最后与父亲重逢，过上了好的生活。[1]

当布伦达给我讲述《芭芭雅嘎》这个故事时，我感到小女孩的经历与布伦达的个人生活有相似之处。布伦达常把母亲画成一个巫婆，希望女儿死掉。布伦达从小就没了父亲，非常渴望能有个父亲的形象来拯救她。我认识到这样的联系后，认为有可能让布伦达基于自己生活中的真实经历来进行创作。于是我开始让她

---

[1] 这个故事版本可在 *The Virago Book of Fairy Tales* （Carter，1991）一书中查到。

试着这么去做。

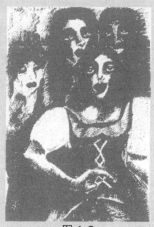

图 1.6

　　不久后，随着对自我不断的肯定，布伦达那些难以用语言清晰表述的感受，开始从她的绘画形象中表达出来了（见图1.7）。

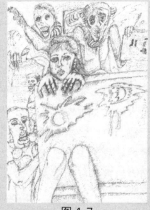

图 1.7

随着时间的推移，布伦达的画作呈现出无数的主题。这些主题既包括她对被拒绝、被羞辱的惧怕，也有她的无助和依赖性。最重要的是，她的画作开始传递出强烈的挫败感，以及她对男朋友、母亲和姐妹的恼怒，她一直觉得他们看不起自己，在迫害自己。这是布伦达迈出的一大步，在此之前她被压抑着，未能释放出自己的气恼。通过她的作品，布伦达把自己长期感觉陌生的情感生活重新联系起来。表达出感受，而不是压抑感受，让布伦达正视自身的需求，把握好自己的人生。

③某些患者不需要去亲身经历那些难以承受的感受，而是把这些感受释放于自己创作的人或物中。

瑞塔（Rita）

瑞塔是一个深受烦恼纠缠的女士，被大量复杂的身体和心理问题所困扰。由于恐惧和妄想而崩溃，她需要定期入院治疗。瑞塔生活在现实与虚幻之中，讨厌医院里强加给生活的种种约束，但在医院外边又不能照顾好自己。出院后，瑞塔又渴望医院给她提供的那种避难所似的生活，心理时常陷入危机，因此不得不再次住院。在艺术疗法期间，她并不是每次都按时到，而且她有一种倾向，对别人要么理想化，要么贬低，对我也是如此，这些都显示出她的矛盾心理。瑞塔倾向于把她的世界划分成好与坏，并在她的创作中以差别很大的图像体现出来。她画的内容包括世界或者人物，包括她自己，善恶分明。然而有一天，瑞塔画出的图像与先前截然不同了（见图1.8）。

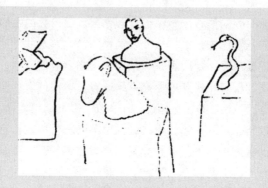

图 1.8

　　瑞塔终于可以通过绘画来表达自己的复杂感受以及她为独立生活而作出的抗争。这样的情形发生在她接受艺术疗法的末期，这时她才觉得足够安全，能好好去考虑为什么她害怕与母亲分开。瑞塔的画作很重要，承载着她无法忍受又难以言说的经历。这些感受不再会完全梗塞或凝固在她的心里，而是通过画作释放出来了。

　　④通过象征物，我们才能赋予生活经历一种形状或者一种形式，并以此为基础促进自我认识和情感成长。

莉莉（Lily）

　　莉莉在艺术疗法末期画出的图像带有一些个人的象征意义（见图1.9）。

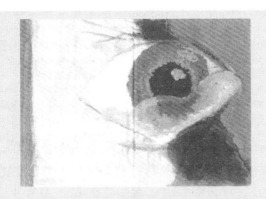

图 1.9

　　首先，这幅图画出了莉莉在生活和治疗中淌下的泪水。其次，眼睛也表达了她希望被关注的愿望，尽管不如第一个意义那么明显。莉莉安静、顺从，几乎成了她家的隐形人。虽然莉莉利用这一生存策略来保护自己，但缺乏存在感让她的感受无法得到关注。一方面，莉莉渴望被别人注意，同时，她又害怕即使被注意到了，仍不会被人接受。注意别人和被人注意是一组矛盾，这组矛盾在艺术疗法中发挥着重要作用。莉莉最后画出的形象对她来说意义非凡，因为在创作这个形象时，她认识到无论注意别人还是被别人注意，她都是安全的，自我接受的情感取代了害怕被人评判的心情。

　　⑤一份艺术作品的物理特征——例如作品中线条、颜色和形状的运用手法——将充满想象力的创作过程通过一个持久的方式记录下来。此外，艺术作品的持久性与口头表达的短暂性形成了对比，这或许给治疗师和患者带来益处，艺术作品让治

疗师和患者跟踪和反思治疗过程中发生的变化。这有助于保持注意力和连贯性，而用其他方法都难以保证和维持这样的注意力和连贯性。

皮特（Pete）

因为过于内向，要自己讲述有什么问题都非常困难，皮特被推荐去接受艺术疗法。他被诊断出患有抑郁症，在住院前饮酒过量。在治疗初期，皮特极度地沉默寡言，也觉得自己没法用上那些艺术材料。他最初画出的图像完全是一团糟、支离破碎的，而且明显地缺乏内在关联。

皮特似乎仅仅为消磨时间而完成这些类似涂鸦的绘画。然而，他的画作时不时地出现动画人物史努比（见图1.10）。在

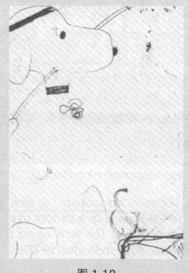

图 1.10

治疗后期，史努比在他的画作中成为越来越重要的形象，这个形象的意义也渐渐凸显出来（见图 1.11）。

皮特把自己比作史努比，甚至在自己的臂膀上文上了史努比。我了解到这一点后，再带着皮特一起重温他早期的画作。早期的形象似乎与情感和个人意义无关，现在看来有了新的含义。皮特实际上是在尝试通过绘画图像来给自己定位。史努比出现在不同时期画作中的形象，帮助我们更清楚地看清皮特的变化过程——包括皮特绘画形象的变化和他自己的变化过程。

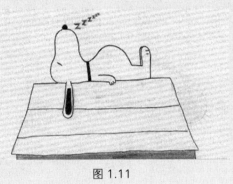

图 1.11

上文中出现的小插图是为了说明艺术疗法中的艺术创作可以帮助个体处理各种问题，这些例证举不胜举。毫无疑问，艺术疗法要达到的目标因个人或群体的需求而变。这些目标有鼓励个人自立的，有自我激励的，也有发挥自己的幻想素材来进行创作的，还有凭借自己无意识创作的。

这里必须声明，有些患者认为要求他们进行图像创作是强加给他们的尴尬或者是一次灾难性的经历，因此，他们可能不管绘画有无潜在的好处，都去抵制绘画或者不愿意去绘画。这种情况会在第 4 章进行充分阐释。

患者群体

在英国开展艺术疗法的机构范围较广，而且在不断地扩展。这些机构包括医院、学校、社区中心、治疗社区（therapeutic communities）和监狱。

艺术疗法也是提供给特殊人群的众多服务之一，特殊人群包括：儿童、青少年、家庭成员、老人和有学习障碍的个体。

针对如此广泛的服务对象，艺术治疗师可以开展一对一的治疗方式，也可以开展小组治疗方式。

艺术治疗师也可能在一些专门领域开展治疗工作，治疗对象包括罪犯、自闭症患者、饮食紊乱者、有毒瘾者、遭受过身体虐待或性虐待的人、精神病人和残疾人。

除了在公共部门工作，越来越多的艺术治疗师在私人场所开展工作。

艺术治疗师在不同的工作环境面对不同的患者群体，这样的工作性质将会在第 5 章更详细地讨论。

扩展阅读

Case, C. and Dalley, T. (2006) *The Handbook of Art Therapy* (2nd Edition), London: Routledge.

Gilroy, A. and McNeilly, G. (eds) (2000) *The Changing Shape of Art Therapy*, London: Jessica Kingsley.

Malchiodi, C.A. (ed.) (2011) *Handbook of Art Therapy* (2nd Edition), New York: Guilford Press.

Wood, C. (ed.) (2011bθ) *Navigating Art Therapy: A Therapist's Companion*, Routledge: London.

2. 艺术治疗的历史背景

本章提要

　　本章主要回顾艺术疗法的历史背景，包括艺术史的理念在艺术疗法中发挥的作用，以及精神病学、心理分析、分析心理学的影响。

先驱们

　　对创作者来说，他（她）所创作的一幅画或者一件物品除了可能具有的美学品质以外，也许还具有心理上的重要意义，这样的理念现在看来是理所当然的。当我们看一个小孩的绘画、自己在某次无聊会议中的信手涂鸦或是一名看起来忧郁的来访者展示出的一系列图画时，我们认为这些图像是有内在含义的，即使我们并不完全知道怎样"解读"或者理解它们。我们之所以把上述提到的这些创作都赋予了含义，并且现在很认真地提出绘画的潜在治疗作用，都是基于 M. 爱德华斯（M. Edwards, 1989）提到的 6 个因素：

- 艺术在宗教和精神信仰中的应用；
- 关于创造力和疯病（madness）之间关系的哲学辩论；
- 视觉艺术的发展；
- 发现"局外人艺术"（Outsider Art）和精神错乱者的艺术；
- 相信艺术在促进智力和情感的发展中起着关键的作用；
- 心理学理论的发展肯定了想象力活动的价值，如做梦（dreaming）、白日梦、游玩（playing）以及需要发挥想象力的其他活动形式，如素描和油画。

总体而言，这些观点和信念更新了人们对艺术的看法，无论是艺术专业人士，还是普罗大众。

在艺术疗法的发展过程中，特别重要的是艺术、精神病学和心理分析的结合，其结合方式的多样性为艺术疗法的产生提供了前提条件。20 世纪 40 年代，这项职业应运而生。

艺术历史发展的影响

尽管"艺术疗法"是最近才出现的新名词，但人们对艺术的兴趣却有着很长的历史，集中体现在绘画的表现力、反映内心的能力及潜在的治愈能力几方面。事实上，艺术疗法的起源可以追溯到史前时期，在那个时候，人们刚刚开始创作图像和制作物品，来影响或赋予自己的经历以意义并表达出来。纵观古今中外，已有无数实例证明视觉艺术在治疗活动中的运用（Spivey, 2005）。

尽管人们的认识和实践通过史前艺术表达了出来，宗教仪式和治疗方法也可能只为艺术疗法的最终出现提供了一个遥远的文化背景（Learmonth, 2009；McNiff, 1979），但是，19世纪后半叶发生的那些涉及艺术本质和艺术作用的根本性的重大变革，才对艺术疗法产生了深远意义。

浪漫主义运动

正是在浪漫主义时期，视觉艺术才变得不只偏重于对外部现实的描绘，而是更加直接关注主观性和自我表达（Vaughan, 1995）。休斯（Hughes, 1981：269）评论道，"19世纪浪漫主义画作的一个重要主题是世界和灵魂的互动作用：寻找那些能够表达各种心理状态的、存在于自然界的、意识控制以外或者意识之下的图形"。鉴于浪漫主义推崇极端、强烈的情感状态，疯狂成为19世纪绘画的重要主题就不足为奇了，在弗塞利（Fuseli）、戈雅（Goya）、杰里柯（Gericault）的作品中都可以发现疯狂的主题。

麦克尼夫（MacGregor）（1989：76）对此趋势评论道：

疯狂的本质就是想象中新奇和尚未探索的领域，浪漫主义
艺术家一直感觉另一个世界就在咫尺之遥，相隔一层极薄的膜
而已，而头脑中一个极小的想法变化也许就能指引他，使他毫
无阻碍地抵达这个有待探索、更为真实的现实。

19世纪末20世纪初，浪漫主义对挖掘、重现强烈的情
感状态很感兴趣，并在作品中重现，这在画家凡·高（van
Gogh）和爱德华·蒙克（Edward Munch）的画作中均有体现，
在表现主义画家的画作中也有体现，包括基什纳尔（Kirchner）、
诺尔德（Nolde）、凯丁斯基（Kandinsky）的作品（Dube,
1972）。例如，蒙克（Munch）在画作《呐喊》中再现了忧虑
与恐惧的情绪。

表现主义

表现主义者（Expressionist）的创作激情在艺术史上具
有很大影响，尤其对艺术疗法具有极其广泛的影响，表现主义
者最为显著的特征是强调原创性和自我表达。此外，把自我的
意识运用在天然的画笔描边、形状、颜色和材质中，随后通过
大量的视觉语言表达来交流情感状态，而无须通过记叙来真实
记录客观现实。

表现主义者想方设法挣脱传统的束缚，尝试新的方法来

表现内心体验。他们创作的灵感有着形形色色的来源，特别是
来源于所谓的"原始（primitive）"艺术形式，例如欧洲中
世纪的艺术、非欧洲艺术、民间艺术和儿童艺术。正如罗兹
（Rhodes）（1994：9）评论道：

> 总体来讲，原始艺术更为与生俱来，又很少受艺术传统和历
> 史的束缚，以某种方式更接近人类存在的基本方面。

遗憾的是，这个观点在讨论所谓"原始"社会的性质时，
包含了一些顽固的，甚至有带有种族主义倾向的假设，通常被
认为是野蛮和幼稚的。这样的观点也指导"创建了一幅画面：
表现的是各种野蛮和缺乏逻辑性的原始人，他们的行动毫无意
识和反思，完全是自身的无意识在驱动"（Tipple, 1995：
11）。

有些艺术形式存在于人们熟知或接纳的文化规则以
外，对这样的艺术形式感兴趣也会导致对"精神失常（the
insane）"艺术的认知发展。这样的兴趣朝着两个主要方向
发展：医学方向和艺术方向。人们重新评价精神病人艺术的
美学意义和创造性，其中一位很重要的人物是德国精神病学
家（psychiatrist）和艺术史学家汉斯·普林茨霍恩（Hans
Prinzhorn）。

普林茨霍恩与《精神病人的艺术表现》

普林茨霍恩认识到表现主义艺术与精神病人艺术之间存在形式上的相似，他对艺术冲动产生的根源很感兴趣，希望能通过研究精神病人创作的艺术作品来加深自己的认识。1880 年至 1920 年，普林茨霍恩在海德堡精神病学系主任卡尔·威尔曼斯（Karl Wilmanns）的帮助下，在德语地区的各种医疗机构和精神病院收集到一套独特的精神病人的艺术作品（Busine et al., 1998）。大多数病人因被诊断为精神分裂症患者（schizophrenic），已经连续多年住院治疗。

1922 年，普林茨霍恩出版了《精神病人的艺术表现》一书（*The Artistry of the Mentally Ill*, Prinzhorn, 1995）。在书中，他把先前收集的很多作品用作插图，并对它们具有的艺术水平进行了讨论。普林茨霍恩证实有 6 种心理驱动力或冲动决定了他所研究的"图案结构"的本质。他把这 6 种心理驱动力或冲动描述为：表达的冲动、游戏的冲动、装饰性的冲动、排序倾向、模仿倾向和象征的需求。

普林茨霍恩选择从一个艺术家的视角，而不是医学的角度，研究和记录精神病人的艺术。他同时给予了这种边缘艺术形式和它的创造者们一个正面的评价。据麦克尼夫（MacGregor, 1989：5）称，普林茨霍恩对这项研究的重要性以及他对精神病人所创作的艺术作品的欣赏，"迫使人们承认不存在什么所谓的精神错乱的艺术或者表达"。麦克尼夫还补充道：

> 人类的图像在一定程度上体现和传达了人类的现实生活，
> 不管这个现实生活可能会有多么奇怪，或是病态，这些图像一定
> 会毫无条件地被列为难以忘怀的图像，而我们称这些图像为艺术
> （1989：5）。

然而，上述观点没有得到普遍认同。普林茨霍恩认为把精神分裂症患者的艺术与现代艺术进行比较没有实际意义的主张也没有得到认可。在普林茨霍恩看来，这么做"只会给那些俗人提供新的陈词滥调"（1995：271）。然而他出版的这本书让人们坚信这样一个观点：精神病患者的画作可以被视为对抗最极端的心理和社交孤独的手段。

局外人艺术

《精神病人的艺术表现》一经出版，便得到了人们的热情追捧，也很快在精神病学领域之外找到了读者群体，其中有很多当时艺术界的领军人物。法国艺术家让·杜布菲（Jean Dubuffet）就是他们中的一员，书中列举的画作和讨论的问题深深地影响了他。第二次世界大战一结束，让·杜布菲就开始收集精神病人的新奇作品和那些未经训练、不受艺术史或现代

文化约束的艺术工作者创造出的作品。

让·杜布菲用"涩艺术"（Art Brut）（即未经加工的原生艺术）来称呼这种形式的艺术，因为它未经文化的熏陶，表现出艺术最为原始和纯真的状态。对让·杜布菲来说，文化是真正创造力的大敌。在英语表达中，最接近"原生艺术"的说法是"局外人艺术"，而在北美，针对同样现象的说法是"草根艺术"（grass-roots art）（见 Cardinal, 1972; Maclagan, 2009; Maizels, 1996, 2009; Rhodes, 2000）。

局外人艺术对艺术疗法的发展起到了重要作用，这种作用主要是通过对早期艺术治疗师的影响来实现的。正如沃勒（Waller）（1991: 27）这样评价道，这些艺术治疗师走上这条道路正是因为"他们最初着迷于 20 世纪 50 年代末 60 年代初各种画展展出的精神病人的画作"。虽然如此，局外人艺术与艺术疗法之间的关系仍然存在问题，至少像麦克拉根（Maclagan）（2009: 136）所说，"将这类作品视为创作者自身的延伸部分，还是从更为广阔的美学或艺术视角来审视，二者之间存在明显的争议"。

超现实主义

浪漫主义和表现主义注重内在的倾向在超现实主义作品中得以重现（Hopkins, 2004; Nadeau, 1973）。超现实主义

（Surrealism）是安德烈·布荷东（Andre Breton）于 1924 年发起的一场艺术和文学运动。超现实主义颂扬无意识摆脱了腐朽的理性约束，是自由的力量、是艺术的源泉。超现实主义者从一个广阔的范围汲取灵感，包括"原始"的艺术形式和局外人艺术。

> 超现实主义有无穷无尽的原创作品，这些作品的创作动力不是去取悦他人，也不是考虑物质利益或艺术野心，而是创造者发自生命深处的难以抑制的需求（Alexandrian，1995：25）。

超现实主义者研究一种能够充分利用精神力量的艺术，以期创作出看似非理性的虚幻图像，这种虚幻图像只能在梦境中看到，是那种令人惊异、各种物体重重叠叠的不协调图像。超现实主义者也在挖掘西格蒙德·弗洛伊德（Sigmund Freud）的学术思想和观点。超现实主义运动的发起人安德烈·布荷东将超现实主义定义为：

> 一种纯粹的心灵"无意识自动作用"，思想的实实在在的表达过程，借由口语、书面或其他任何方式表达。思想的照实记录，不受任何理性、美学、道德因素的控制（Breton in Chipp，1973：412）。

超现实主义是20世纪最具有影响力之一的艺术实践形式，其核心就是弗洛伊德的"自由联想(free association)"概念，对这样的认识大家都心照不宣。自由联想是潜意识思考的模式，患者在分析师的指导下参与自由联想，患者遵守精神分析的基本框架，把所有想法不加修饰地原原本本汇报给治疗师。

> 不管是否缺乏理性，超现实主义者认为，创作出的任何作品都是美的，不存在绘画上的败笔，四溅的颜料也无伤大雅，视觉上胡乱拼凑的形象也无所谓，而这些作品无论从精神分析上讲，还是从艺术上讲，都是毫无意义的作品。无意识自动作用创造出抽象的、偶然的、往往难以辨别的符号，这些符号启发人们产生视觉形象。人们转而通过有意识的、可以预先计划的方式来分析这些视觉形象（Cernuschi，1992：4-5）。

纯粹的无意识自动作用在安德烈·梅森（Andre Masson）的画作和马科斯·恩斯特（Max Ernst）的拓印画及拼贴画中得到了最好体现。在艺术治疗中，自由联想和纯粹的无意识自动作用都强调了无意识作画和造型的重要性（Lyddiatt，1971）。

虽然弗洛伊德开创性的学术思想无疑给超现实主义者带

来了灵感，但超现实主义者运用弗洛伊德临床技术和理论的目的与精神分析学说的目的相距甚远。精神分析旨在减轻精神和情感上的困扰，而超现实主义重点关注社会变革和人类想象力的释放。超现实主义者希望发掘无意识状态的非理性层面，以达到"一种超越感觉、超越理性实证的现实"（Duro and Greengalgh, 1993：281）。

虽然超现实主义者努力去尊重"奇异的人""原始的人""怪诞的人"和"疯狂的人"，但是对于弗洛伊德来讲，神经官能症（neurosis）是一种疾病，一种需要治疗的精神状态，而不是应该被庆祝的精神状态。因此弗洛伊德倾向于带着冷静和怀疑的态度审视超现实主义者的行为（见下文）就不足为奇了。然而，人们认为，精神分析实现减轻感情困扰的目标和超现实主义实现释放想象力的目标二者可以兼得，这两个目标都支持艺术疗法的临床实践。

精神病学的影响

在讨论精神病学对艺术疗法的影响之前，我们首先必须承认随着时间的推移，社会对精神错乱的理解和回应方式经历了巨大的改变（Ellenberger, 1994；Porter, 2002）。人们先是把精神错乱看作一种着了魔的行为，或者"情绪"失衡后的行为，后来人们认为精神错乱是由于想象力混乱而形成的脑部疾病，而最新观点认为，精神错乱是由于遗传倾向、心理创伤或者生化失衡从而影响了精神（Alexander and Selesnick, 1967; Leader, 2011; Shorter, 1997; Stone, 1997）。每一种对"精神错乱"的不同看法都体现了对人类本性、苦难、苦难解决办法的一系列设想。

目前，尤其在我们所处的工业化社会里，大家对精神错乱的主导观点是：它是一种基于生物学的疾病，需要药物干预，通常需要精神病药物治疗。比如，在苏格兰，药方中安眠药、镇静剂（抗焦虑药物）（anti-anxiety medication）和巴比妥类药物的比例从 2008 年 9 月到 2009 年 10 月上升了 0.2%，从 2124000 剂处方上升到 2129000 剂处方；在同一时期，治疗抑郁的药物总量从 4010000 剂处方上涨到 4310000 剂处方（涨幅为 7.6%），治疗精神病和相关紊乱病症的药物总量从 725613 剂处方增加到 756025 剂处方（涨幅为 4.2%）。[1]

政府于 2008 年资助的促进心理治疗（IAPT）项目也未能为扭转这一趋势发挥作用。

---

[1] 这个统计数据来源于英国国民健康服务体系（NHS）苏格兰信息服务部门（ISD）的网站，http: //showcc. nhsscotland. com/isd/6517. html（2012-06-26 访问获取）。

对神经错乱的定义

神经错乱被重新定义为一种疾病，且被视为医疗专业权限范围内的一种病情。这经历了一个过程，这个过程一直充满争议，且超出了本书范畴，本书无法深入讨论。关于此问题的详细探讨请参见斯卡尔（Scull）（1981，1993）和查斯（Szasz）（1974，1977）。然而，一个多世纪以来，实际上还是由精神病学家负责精神病患者的护理和治疗，对艺术疗法而言，精神病学的影响在精神健康（mental health）中艺术的治疗性应用以及使用艺术辅助诊断中体现得最明显。

艺术的治疗性应用于精神健康保健

从 18 世纪中期开始，大家逐渐认为精神失常（lunacy）是身体疾病引起的，也慢慢把精神失常者当作人来对待，虽然他们仍被认为缺乏自控力或者理智。大家反对把精神病患者监禁起来，逐渐设立了治疗和康复机构，并尝试用人性化的方法治疗精神疾病（mental illness），这一领域的先锋人物有法国人菲利普·皮内尔（Philippe Pinel）、英格兰人威廉·塔克（William Tuke）和美国人多萝西娅·迪克斯（Dorothea Dix）。这些更有帮助的疗法被称为"人道治疗法（moral treatment）"，最初包括简单而深刻的方法，用同情和温情代替了残酷和野蛮。这种治疗体制率先在精神病院使用，包括锻炼、劳作和其他形式的活动（Paterson，2002）。

正如霍根（Hogan）（2001：41）所述，当时人们越来越认识到艺术对患者精神健康的恢复很有价值，并不"仅仅是一种消遣，更是获得自控力的手段，也是精神升华的途径"。尽管一些人道治疗法的支持者们批评这种毫无约束地表现想象力会带来危害，但是另一些人坚持认为艺术能够帮助"传递给身体健康的活力以及……（艺术也能帮助人们变得平和）允许和有利于患者能够平和地进行指责、抗议、威胁、鼓励和推理"（Dr W. A. F Browne，1841，引自Hogan，2001：42）。

后来的医师进一步发展了理解和同情有助于精神病患者恢复健康这一观点，尤其在欧洲：

> 由于浪漫主义关注于内省的、非理性的、更私密的和强烈的情感，人们逐渐洞察到内心深处；无意识状态的发现和它在个人生活中扮演的重要角色，以及了解心理冲突在精神忧虑起源中的作用（MacGregor，1989：187）。

19世纪前半叶见证了以心理学为基础的治疗方法的进步，包括早期的语言心理治疗（psychotherapy）形式，"音乐、艺术、戏剧作为治疗方式崭露头角，在医治住院的精神病患者时发挥了有益的作用"（MacGregor, 1989：187）。

这一时期最有影响力的人物是德国精神病学家乔汉·雷尔（Johann Reil），目前被认为是现代精神病学的奠基人之一。雷尔题为《论精神治疗方法的应用》的论文于 1803 年出版，他在文中概括出治疗精神疾病的方案，包括"'治疗剧院'的使用、工作、锻炼和艺术疗法"（Ellenberger, 1994：212）。该方案的目标是暴露和释放那些隐藏的情绪，雷尔认为正是这些情绪造成了精神紊乱。

这些促进人性化治疗方式的创新发展虽然颇具影响力，但是，当精神病学治疗越来越依赖药物时，人们越来越坚信精神疾病是大脑异常造成的。精神病学研究和治疗的焦点从此转向大脑的结构及工作原理。由此带来诸多后果，其中就包括越来越强调采取从身体方面考虑的治疗方式而不是从心理方面考虑的治疗方式（包括电休克疗法 [electroconvulsive, ETC]、精神外科学 [psychosurgery] 和药物治疗），把精神病患者从其他病人中分开，集中在大型精神病院里。

令人沮丧的是，精神病院变得越来越大，运行成本也越来越高，条件却变得更糟糕了，治疗方式也更加有限了，而制度化（institutionalization）问题开始显现（Goffman,

1973；Jones and Fowles，1984）。[1] 此外，在有着多样性、娱乐性或者教育性的活动中，视觉艺术的治疗潜能常常沦为次要角色。虽然如此，与此背景情况相反，同样在类似的精神病类机构中，艺术疗法作为一项独立的职业于 20 世纪 40 年代末开始在英国出现。

利用精神病患者的艺术作品进行诊断的方法

使用药物治疗精神病尽管取得了成功，但并没有促进人们对精神病患者的艺术作品的理解，无论是作品象征性的价值，还是作品的治疗价值。然而人们相信大脑异常可能会通过素描或油画显露出来，这种认识使人们重新产生了对艺术诊断潜能的兴趣。虽然精神病患者的画作长期被当作新奇的东西收藏起来，直到 19 世纪末，医师们如法国精神病学家安布鲁瓦兹·塔迪厄（Ambroise Tardieu）和保罗-马科斯·西蒙（Paul-Max Simon）（MacGregor，1983），才开始考虑这些图像和物件可能和它们的创造者存在一定的联系。

1 玩忽职守和糟糕的条件导致 1984 年威克非尔德的斯坦利皇家医院一场严重的沙门氏菌食物中毒，这个医院是威克非尔德市郊的一家大型精神病医院，发生这个事件时我正在那里工作。此中毒事件导致 19 名病人丧生，造成更多病人和医院员工严重受伤。最终公布的调查结果表明这次事件不仅暴露了医院严重的管理问题，而且医院厨房年久失修，卫生条件非常糟糕（Hugill，1986）。也见 Deer1984,1985,http：//briandeer.com/social/stanley-royd.htm（2013-01-18 访问获取），Handsard 1986，http：//hansard.millbanksystems.com/commons/1986/jan/21/stanley-royd-hospital（2013-01-18 访问获取）。

意大利精神病学家切萨雷·龙勃罗梭（Cesare Lombroso）可能是这一时期最为著名的人物，他研究疯子与创造力之间的关系，其研究成果《天才（L'uomo di genio）》于1882年公开，广泛影响并确立了精神不稳定性与天才之间无法摆脱的联系。正如卡蒂诺（Cardinal）（1972：16）评论道，"天才＝疯子"以惊人的速度迅速流行起来，即使到现在，仍有很多人认为精神崩溃就是凡·高后期作品的创作源泉。

19世纪末20世纪初，精神病学家埃米尔·克雷佩林（Emil Kraepelin）和尤金·布洛伊勒（Eugen Bleuler）率先展开了对精神疾病的描述和分类，这激发了对精神病患者的画作的新热情。这次的兴趣主要关注的是：到底什么类型的思维失常，才可以通过画作反映出来，从而有可能对诊断病情有所帮助。

德国精神病学家弗里兹·摩尔（Fritz Mohr）是这一领域的先驱者，他设计了一种实验程序，用于研究精神病患者的绘画，试图将这些绘画与神经功能障碍的具体类型关联起来。这一程序包括要求患者模仿简笔画、画出随机想到的事物和把没有画完的画补充完整。通过这种方式，摩尔预先设计了许多基于视觉的心理测试，有些到今天还在使用，如"房—树—人"（House-Tree-Person）的投影画法（Blain et al.,1981；Buck, 1992；Lim and Slaughter, 2008）和"画一个人测验法"（Draw-A-Person-Test）（Culbertson and Revel,

1987；Perets-Dubrovsky et al.，2010；Willis et al.，2010）。

虽然这些基于艺术的测试方法在效度和信度方面存在许多问题，就像"房子—树—人"测试也是如此（Betts，2006；Hacking and Foreman，2001；Trowbridge，1995），但这些测验的使用极大地推动了艺术疗法的发展。有必要说明的是，尽管英国的治疗师一般不利用画作来进行诊断，但是北美的情况却大不一样。这可能是因为美国卫生保健服务系统的职能不同而造成的。正如吉尔罗伊和斯凯菲（Gilroy and Skaife）（1997：60）所说，在美国，"诊断和治疗方式之间有着直接联系，而治疗方式由保险公司作保"。

事实上，诊断与特定赞助的治疗项目密切相关，这给美国的艺术疗法实践带来了深远的影响：提出任何治疗方案的关键是诊断结果，因此美国的艺术治疗师很强调自己的诊断技能（Gilroy and Skaife，1997：60）。

艺术疗法在英国被用于研究和诊断

在英国，将艺术用于研究和诊断的不是艺术治疗师，而是精神病学家。精神病学家埃里克·古特曼（Erich Guttmann）、沃尔特·迈耶-格罗斯（Walter Mayer-Gross）、弗朗西斯·莱特曼（Francis Reitman）（Reitman, 1999）和苏格兰心理学家沃尔特·麦克雷（Walter Maclay）都是把艺术用于精神病学研究的重要人物。前三者因欧洲大陆纳粹的兴盛而移居英国。从 20 世纪 30 年代末开始，这些精神病学家在一系列研究项目上展开合作，研究地点位于伦敦的莫兹里医院（Maudsley Hospital）。项目课题主要与"人格解体"和"躁狂性抑郁精神病"中的视觉和自我认知相关。

为了拓展这些研究，精神病学家们开始收集精神病患者的画作，特别是被诊断为精神分裂的患者、经历精神外科治疗的患者以及那些"正常"的研究对象。正如霍根（Hogan）（2001：164）所观察，这项研究的重点变成了"精神分裂患者在治疗过程中如何通过艺术来理解、表达自身的变化"。这样的质疑还有许多，不过视觉形象被认为从本质上描绘了精神病理学（psychopathology）。研究者很少注意到创作者赋予这些形象的意义。

爱德华·亚当森

1945 年，莱特曼前往萨里的奈若勒医院（Netherne Hospital），他在那里与另一位精神病学家埃里克·卡宁汉·达克斯（Eric Cunningham Dax）一起工作。与莱特曼一样，卡宁汉·达克斯对精神病患者的画作十分感兴趣，但他远不只是看重绘画的治疗潜力，更重视绘画作为一种情感释放的途径。他的兴趣似乎受到了治疗社区的影响。治疗社区是伯明翰诺斯菲尔德医院（Northfield Hospital）为军人提供的精神病康复治疗而形成的。据沃勒（Waller, 1991：30）称，卡宁汉·达克斯参观诺斯菲尔德医院之后深受触动，他看到了一个艺术小组，"决心也要在奈若勒医院开始组建这样的小组"。

1946 年，艺术家爱德华·亚当森（Edward Adamson）（英国艺术疗法行业发展中的重要人物）被任命为"艺术大师"（Hogan, 2001：170）[1]。亚当森的职责严格限制在协助医学团队获取研究所需的画作。他在奈若勒医院的工作内容是"激励和接纳，不要训教，不要分析，一定要观察，千万不要碰患者的作品"（Waller 在书中引用 Cunningham Dax, 1991：54）。卡宁汉·达克斯和莱特曼认为尤其重要的是，亚当森工作室的画作是在实验条件下获得的，没被任何关于象征意义的讨论所污染（Cunningham Dax, 1953, 1998；Reitman, 1999）。

这个要求与亚当森关于图像解读的观点高度吻合，无论鼓励还是逢迎患者的艺术作品，都可能导致"弗洛伊德的'阳物崇拜'或者'荣格式标记'的解读（interpretation），这还

---

1 根据 Hogan（2001：170），有不同的称谓来定义亚当森的角色，如"艺术老师""艺术教员""艺术职业者""艺术治疗师"，但亚当森和卡宁汉·达克斯好像更喜欢被称为"艺术家"。

得看治疗师的理论倾向"（Hogan，2001：175）。虽然这些限制强加给了亚当森，但从他的论文来看，他坚信创造力具有与生俱来的治愈能力（Adamson，1990）。亚当森的不干预方式深刻影响了后来的许多艺术治疗师（Byrne，1996；Hogan，2000；Maclagan，1984）。

精神分析和分析心理学的影响

影响艺术疗法发展（在英国和世界其他地区）的第三个因素，是一个具有争议性且重要的影响因素，那就是精神分析。自从西格蒙德·弗洛伊德创建了精神分析，精神分析在创意过程、美学和艺术解读方面占有很重要的地位（Burke，2006；Martin，2008）。的确，所有主要的精神分析学派都时常援引艺术来支撑和证明自己的理论（Gosso，2004）。此外，虽然精神分析主要是基于语言的分析实践，很多杰出的精神分析学家，如卡尔·荣格（Carl Rung，1969）、梅兰妮·克莱恩（Melanie Klein，1975）、唐纳德·威尼克特（Donald Winnicott，1971）、马里昂·米尔纳（Marion Milner，1988）和爱丽丝·米勒（Alice Miller，1996），都认为油画和素描在临床工作中也发挥着重要的作用。

西格蒙德·弗洛伊德与精神分析

弗洛伊德对艺术和创造力的兴趣，源于他认为神经症状是快乐原则（pleasure principle）和现实原则冲突的结果。对于弗洛伊德而言，神经症和睡梦中的无意识精神过程与创作艺术作品（包括凝缩、转移和象征作用）异曲同工。弗洛伊德将其称为"初级过程思维（primary process thinking）"。与之相对应，受外部现实影响的精神功能，被他称为"次级过程思维（secondary process thinking）"。

弗洛伊德认为那些精神功能的形式，就是在证实快乐原则，比如玩耍、白日梦、写作和其他形式的创造性活动，其目的是把现实重新组合成新的而且更统一的形式，由此累积快乐（Person et al.，1995）。贝特曼和霍尔姆斯（Bateman and Holmes，1996：129）评论道：

> 弗洛伊德似乎相信由于"原始压抑（primal repression）"的原因，生活的一些方面只能通过象征符号间接再现，这就把压抑和潜在的神经症普遍地释放在睡梦、创造力和文化生活中。

弗洛伊德对待神经症、做梦和创造力的基本观点是：他坚信为了让个体适应外界现实的需要，富有想象力的思维过程在初级过程思维阶段就必须被控制或终止。在该观点的指导下，弗洛伊德进一步强调西方已经建立起来的一种思维方式倾向：推崇心理生活中理性的一面，认为这一面胜过那些表达的、直觉的、想象的一面。

然而，弗洛伊德在艺术中看到了快乐原则与现实原则竟然达到"奇特的"和谐。在他1911年的论文《对精神功能两原则的构想》里，弗洛伊德写道：

> 艺术家原本是一个背离现实的人，因为他甘愿放弃作为第一需求的本能满足，艺术家在**幻想（phantasy）**生活中毫无掩饰地实现自己各种性欲和野心勃勃的愿望。但是，艺术家找到了从幻想回到现实的途径，即他利用自己的特殊才能将幻想塑造成一些新的现实，受到人们的珍视，被认为是现实生活的写照（Freud，1975，SE，XII：224，粗体字为后来增加）。

弗洛伊德将"**升华（sublimation）**"加入了精神分析的术语表。升华描述了一种过程，其中初期性行为的痕迹转变成了社会认可的知识探求、艺术创作等形式。

在弗洛伊德看来，艺术家区别于精神病患者在于，前者：

> 明白如何去掉自己的白日梦中过于个人化、不被他人接受的东西，使得他人也能分享作品所传达的快乐。他也懂得如何给

白日梦定准基调,这样它们就会保持原有的被禁忌的源泉(Freud,1975, SE, XVI:376)。

弗洛伊德认为,艺术家是通过"贿赂"的方式达到了以上目的,那就是,"艺术家凭借纯粹正式的美学愉悦,向我们呈现了他的幻想"(Freud, 1975, SE, IX:153)。

弗洛伊德看待艺术的观点中有一个关键点,就是把艺术看作一个梦或者一种症状,以象征手法表现了艺术家神经质的、矛盾的内心世界。除此以外,虽然弗洛伊德承认梦境多数都是视觉图像,但他非常关注如何将梦境翻译成语言。

他也认识到这样做的困难之处:"解释梦境之所以困难,部分原因是要将视觉图像转换成语言。""我能把它画出来",做了梦的人常常这样对我们说,"但我不知道怎么用语言描述它"(Freud, 1979a:118)。正如达利(Dalley,1984:XVII)评论道,"如果弗洛伊德让患者画出梦境而不是说出梦境,那么人们也只能对艺术疗法的发展会带来什么样的影响进行推测"[1]。

这种过程和作品的分离、语言和图像的分离,在弗洛伊德关于视觉艺术的论文中表现得非常明显;举例来说,弗洛伊德

---

[1] 有趣的是,大家知道弗洛伊德让至少有一个病人确实画出了自己的梦境,这幅画及其描述的梦境成为弗洛伊德最为重要的个案分析的名称,即"狼人"。见 Freud, 1975, SE, XVII:30,图1,以及 Gardiner, 1989。

关于达·芬奇的论文（1910）和关于米开朗琪罗的缪斯（1914）的论文（Freud, 1975）。弗洛伊德对艺术作品的心理内涵十分感兴趣，而不太会欣赏绘画中的线条、颜色和形式的表现，特别是那些没有比喻含义的绘画或者表现主义的作品，他更是不会鉴赏。富勒（Fuller）（1983：5）写道，弗洛伊德一次与一位艺术家交流后，写信给他的朋友和同事厄尼斯特·琼斯（Ernest Jones），信中轻蔑地说道，"对这些人来说意义无足轻重，他们只在乎线条、形状和轮廓的一致，他们向**享乐原则（lustprinzip）**，或者快乐原则屈服了"。

除了这个问题，弗洛伊德关于艺术和艺术家的论文，总体上传递出积极的信号，尽管有时会存在一些自相矛盾的地方。

> 弗洛伊德可能在处理某些解释性的工作时有困难，而且对某些艺术传统派别和类型保持沉默，但总的来说他是持肯定态度的：艺术是生活的升华，能部分驯化人类自身的野蛮性。虽然艺术家受激情的驱使，保留了一些原始的力量和分裂性，但是他们代表这个社会所做的工作却是具有整合性和修正性的（Bowie, 1993：56）。

卡尔·荣格与分析心理学

卡尔·荣格是瑞士精神病学家，从 20 世纪初开始对精神分析产生了兴趣。荣格 1907 年在维也纳拜访了弗洛伊德，两人建立了深厚的友谊。两人的合作持续到 1913 年，由于个人原因和理论分歧，两人的友谊结束，荣格不再参与精神分析运动。

1914 年后，荣格开始使用"分析心理学"这个术语，以此将自己的思想和分析方法与弗洛伊德的区别开来。然而，他们的两种方法在理解活跃的内心世界中复杂又有动力的驱力时是有共同点的。两种方法各自采用了不同的概念和术语，但两者都基于同样的认识：我们的内心（主观）生活由感觉、思想和超越意识的冲动所决定，这种冲动可能通过象征的形式展现出来。

但是，在很多重要的方面，荣格看待艺术和想象力的观点与精神分析传统看法相对立（Van den Berk，2012）。与弗洛伊德分道扬镳后，荣格做了一系列生动、有预兆性的梦境和幻想。为了更好地理解它们的重要性，荣格把它们写了下来，然后配上图画。这些文字和图画被收录并形成了一本书：《新书》（*Liber Novus*），《新书》其实就是大家熟知的《红皮书》（**Red Book**）（Frantz，2010；Lung，2009；Shamdasani and Beebe，2010）。

弗洛伊德认为精神分析是一种"谈话式治疗"，荣格则与他不同，认为通过图像，人类的体验和心理生活中最基本的层面才得以表现出来。因此，荣格常常鼓励患者画素描或者画油画，将图画作为分析的一部分；可参见荣格题为《卓越的功能》的论文（Jung, 1969, CW 8）和题为《个性化过程的研究》的论文（Jung, 1969, CW 9）。

荣格认为患者所创作的图像对治疗疾病有价值是基于两个原因。一是，荣格认为画作在患者和患者的问题之间、在有意识和潜意识之间扮演了调解人的角色，起着调解作用。二是，绘画给患者提供了把问题外在化的机会，由此确立了与困难之间的心理距离。人们体会到自己的思想和感觉通常是无法管理而混乱的，但绘画就可以把这些思想和感觉以一定的形式表达出来。荣格利用画作的方法，主要目的是鼓励艺术家（即患者）与他（她）脑中的意象建立起一个积极的关系，而不是为了创造出更多的潜意识素材让治疗师来解读。

荣格把这种方法称为"积极想象（active imagination）"（Jung, 1997）。积极想象的过程涉及一种特殊的想象活动，类似于睁着眼睛做梦的过程。

这些患者通过活跃的想象力来对自己的分析进行补充，我们只需看一下他们的画作，就知道颜色也是有情感价值的。大多数情况下，患者拿着一支铅笔或者钢笔就开始速写那些梦境、闪现的想法和幻想。但从某个时候起，患者开始运用色彩了……智力的兴趣让位于情感的参与（Jung，1969，CW 14：第 248 段）。

荣格进一步强调该方法的治疗价值，"通常情况下，在理性无计可施的时候，双手常常知道如何解决谜团"（Jung，1997：57）。

荣格如此看重想象活动的一个重要原因是他对象征物的本质和功能的理解。弗洛伊德认为梦境或艺术中的象征物披着伪装，表达了被压抑、潜意识的欲望和希望，而荣格认为"真正的象征物在本质上有别于此，它应该被理解为直觉想法，直觉想法不可能用其他更好的方式表达出来"（Jung，1969，CW 15：第 105 段）。关于具有公开象征意义的艺术作品，荣格写道：

> 艺术作品内在的语言向我们呐喊：它们的意义远远超过了语言表达出来的。我们可以立刻发现象征，即使我们可能并不能给予它的意义完全满意的解释。象征将长期挑战我们的想法和感受。这很可能解释了象征作品为何如此刺激，为何能紧紧抓住我们的注意力，但同时象征作品又很少带给我们纯粹美学上的享（Jung，1969，CW 15：第 119 段）。

荣格认为象征形式具有他所说的"超越功能（transcedent function）"，它要凭借象征形式，从一种心理态度或情形转变到另一种态度或情形才得以实现。荣格认为原型模式构建起人类的思想而画出原型模式，每个个体都被认为能够接触到丰富的原型（archetypes）储备；这个原型储备就是一些意象和叙述，它们表达出内心矛盾的方面。这样的象征形式在荣格所著的文献里经常出现的有一个例子——曼陀罗（mandala）（图2.1）。

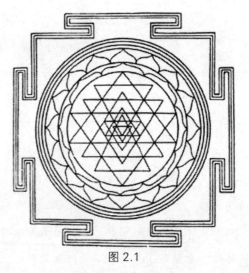

图 2.1

曼陀罗呈现出多种多样的形式，但它的基础形式是一个几何图形，一个被方形包围着的圆，或者一个被圆包围着的方形。

荣格认为曼陀罗表达了自我和一种整体的原型象征。荣格将曼陀罗作为一种治疗工具，相信创作曼陀罗能帮助患者变无意识为有意识。我们可以在荣格的书中找到患者创作的曼陀罗，如《金色花的秘密》（Jung，1969，CW 13）和《个性化进程的研究》（Jung，1969，CW 9）。荣格自己的曼陀罗收录在《红皮书》里（Jung，2009）。

荣格在心理治疗中对意象与想象力的重视也对艺术疗法的发展有着显著影响。麦克拉根（Maclagan，2001：85-6）评论说：

> 艺术疗法在之后的发展中借鉴了荣格的分析心理，不只是因为他坚持把意象和在意象基础上进行幻想放在第一位，也不是由于他强调原型象征的重要性，而是因为他创造性地将艺术创作视为心理认知的重要途径。

荣格和他的追随者尝试将艺术从精神分析的审视下解放出来，进一步挑战与质疑创造力是神经症的同义词的观点，在艺术疗法领域具有极大的影响力，对英国的影响尤其突出。

扩展阅读

Burns, T. (2006) *Psychiatry: A Very Short Introduction*, Oxford: Oxford University Press.

Freud, S. (1991) *The Essentials of Psycho-Analysis*, Harmondsworth: Penguin Books.

Graham-Dixon, A. (2008) *Art: The Definitive Visual Guide*, London: Dorling Kindersley.

Hogan, S. (2001) *Healing Arts: The History of Art Therapy*, London: Jessica Kingsley.

Jung, C.G. (1985) *Memories, Dreams, Reflections*, London: Flamingo.

Laplanche, J. and Pontalis, J.B. (1988) *The Language of Psycho-Analysis*, translated by Donald Nicholson-Smith, London: Karnac & The Institute of Psycho-Analysis.

Maclagan, D. (2009) *Outsider Art: From the Margins to the Marketplace*, London: Reaktion Books.

Samuels, A., Shorter, B. and Plaut, F. (1986) *A Critical Dictionary of Jungian Analysis*, London: Routledge & Kegan Paul.

Tacey, D. (ed.) (2012) *The Jung Reader*, London: Routledge.

Van den Berk, T. (2012) *Jung on Art: The Autonomy of the Creative Drive*, London: Routledge.

Useful websites

British Outsider Art: www.britishoutsiderart.com/

Bethlem Royal Hospital Art Collection: www.bethlemheritage.org.uk/gallery_collection.asp

The Cunningham Dax Collection: www.daxcentre.org/collection/

Raw Vision: www.rawvision.com/

Royal College of Psychiatrists: www.rcpsych.ac.uk/

Tate: www.tate.org.uk/

3. 艺术疗法作为专门的职业在英国出现

本章提要

本章探讨艺术疗法在英国的发展历史。首先讨论艺术教育的影响，随后介绍艾琳·茜波诺（Irene Champernowne）在德文郡维斯米德中心的开创性工作以及 20 世纪 60—70 年代反**精神病学**（anti-psychiatry）运动的影响。本章结论中评价了精神分析逐渐扩大的影响力和主要基于公共领域的艺术疗法职业。

艺术疗法在英国的发展历史

前面的章节已经讨论过艺术疗法建立于广泛的思想和实践的基础之上，这些思想和实践与理解感情困扰的本质相关，也涉及视觉艺术在表达和治愈感情痛苦中的作用。然而，尽管视觉艺术的治疗潜能有着相对较长的历史，但是，艺术疗法作为专门的职业出现是相对近期的发展。

伍德（Wood, 1997b：172）认为英国艺术疗法的发展历史可以划分为三个明显的阶段，而每个阶段又有重叠的情况。

> 第一个阶段，艺术疗法的重点在于给患有严重精神紊乱病症的病人提供一种强有力的表达方式，并给予尊重与包容。第二个阶段，艺术治疗师尝试在精神病院建立庇护所，以此来反对精神病治疗机构隔离病人带来的不良影响。第三个阶段，也就是目前这个时期，艺术治疗师的工作在很大程度上受到了精神治疗实践的影响……这一时期的重点是采取什么治疗方法。

虽然伍德的文章主要谈论与精神病治疗有关的艺术疗法的应用，但我相信她的提纲同样适用于介绍艺术疗法这一职业的总体发展情况。

初期阶段的情况

伍德指出，第一阶段产生在 20 世纪 40—50 年代，首先形成了关于艺术疗法在医院运用的理念，呈现出明确和易于识别的模式。与此同时，人们逐渐开始越来越频繁地使用"艺术疗法"这一术语。然而，据霍根（Hogan）（2001：186）观察，该阶段的"'艺术疗法'是指那些在具体环境下发展起来的各类实践，并不是一门具有可辨识特征的专门学科"。

艺术疗法在这一时期形成缘于一系列原因。最重要的原因是英国在 1946 年建立了国民健康服务（NHS）体系，并开发了理解和治疗精神疾病的新方法，包括建立社区治疗点和职业治疗与集体治疗的广泛应用。

尽管这些发展很重要，但是艺术疗法的一些先驱者们的工作更加重要，他们奠定了艺术疗法这一专业的基础，如亚德里安·希尔（Andrian Hill, 1948）、爱德华·亚当森（Edward Adamson, 1990; Hogan, 2000）、E.M. 利迪亚特（E.M. Lyddiatt, 1971）、简·格拉斯、亚瑟·西格尔、乔伊斯·莱因（Jan Glass, Authur Segal, Joyce Laing, 1984）和丽塔·西蒙（Rita Simon, 1992, 1997）。这些先驱者和其他一些不是那么有名气的艺术治疗师们一道，为确立艺术疗法的可信度作出了巨大努力，并使潜在雇主和公众注意到艺术疗法的益处；更多内容请参见沃勒（Waller, 1991）和霍根（Hogan, 2001）。

艺术教育的影响

很多早期的艺术治疗师都是艺术家或者艺术教师，他们根据各种折中的观点和个人经历，形成各自不同的方法。特别值得一提的是早期艺术治疗师接受过的艺术教育类型，"20 世纪 40—50 年代提倡以'儿童为中心'的教育"（Waller,

1991：16）。这种艺术教育的方法源于弗兰兹·齐泽克（Franz Cizek）教授的著作。1904 年，齐泽克被任命为维也纳应用艺术学校实验与研究系主任，他开发出了将儿童当作独立个体来尊重的教学方法。齐泽克的教学法鼓励儿童用视觉形式来展现他们生活中发生的事件，进而发展个人的自由表达方式，而非受制于那些僵化的技术课程。人们相信，这种方法能够发展儿童的创造力天赋，从而有助于情感和智力的发展。

马尔文（Malvern，1995：267，粗体字为后来加上）在文章中这样描述齐泽克：

> 他反对的是传统和学术的观点，这些观点认为教师作为一项职业就是要把自身头脑中的智慧转移给儿童，而儿童的大脑是"白纸（tabula rasa）"，确实是在等待先前或已有的知识得到启发。他的教学方法尤其强调基于想象和记忆的工作。通过语言描述和故事，齐泽克促进了儿童的想象力，丰富了儿童的内在意象。

在英国，**玛丽昂·理查德森（Marion Richardson）**（Richardson，1948）是儿童艺术和艺术教学方法的主要倡导者。

近年来，尽管"儿童中心"的教学方法在艺术教育领域已不再流行，但它在过去那段时期具有强大的影响力，许多早期艺术治疗师从这类教学方法中获得了相关的亲身经验。此外，正如沃勒（Waller）（1991：16）提到的，"与艺术教育的紧密联系，是英美艺术疗法发展中的独特现象"。例如，许多早期艺术疗法的训练课程在教育学研究生证书（PGCE）的教师训练课程中出现了，最为出名的是伯明翰和伦敦戈登史密斯学院的课程。

艺术疗法的推广

早期艺术疗法的践行者开展了各种各样的艺术疗法推广活动，并成功吸引了后来几代艺术治疗师加入这个行业中。后来成为推动艺术疗法发展的关键人物的戴安·沃勒（Diane Waller）回忆了她 1967 年参加爱德华·亚当森讲座时的情景，当时展出了许多来自奈若勒医院（Netherne Hospital）的精神病患者的画作：

> 我被这些画作深深地吸引了，我非常激动，对这些创作者感到好奇，对亚当森的方法感到好奇。我第一次听说有人被称作"艺术治疗师"，我决心成为他们中的一员（Waller，1987：188）。

希尔、亚当森和其他人组织了多次非正式的精神病患者的画作展，除此之外，他们还在20世纪50—60年代举办了一些公开展览。1955年，当代艺术协会（the Institute for Contemporary Art, ICA）在伦敦举办了一场名为"精神分裂症患者的艺术面面观"（Aspects of Schizophrenic Art）[1]的展览。10年后，当代艺术协会于1964年又组织了一场关于精神病患者艺术作品的展览，名为"艺术即交流"（Art as Communication）。

这些展览以及之后有关"精神病艺术（psychiatric art）"的展览，都极大地吸引了公众注意力，让公众关注到这些在精神病医院创作出的具有极强个性和强烈表现力的艺术作品，也让他们注意到了艺术治疗师为其作出的贡献。举例来说，1978年在牛津现代艺术馆举办的"心灵之眼"展出中，就包含了这一领域一些杰出艺术治疗师如彼得·拜恩（Peter Byrne）、迈克尔·爱德华斯（Michael Edward）、约翰·亨泽尔（Jogn Henzell）和戴安娜·哈莉德（Diana Halliday）的论文（Elliott, 1978）。

1　"精神分裂症患者的艺术面面观"（Aspects of Schizophrenic Art）展出是 G.M.卡斯泰尔斯（Carstsairs）组织的，后来卡斯泰尔斯成为英国绘画疗法协会（BAAT）的第一任会长。

艾琳·茜波诺和维斯米德中心

促进艺术疗法职业化的另一个重要因素是德文郡（Devon）维斯米德中心（Withymead Centre）开展的工作。这个社区治疗点在诊治精神疾病患者时，率先尝试将心理治疗和艺术相结合（Stevens, 1986）。艾琳·茜波诺（Irene Champernowne）和丈夫吉尔伯特·茜波诺（Gilbert Champernowne）于1942年创建了维斯米德中心，该中心所提供的医疗环境与同时期国民健康服务体系建立的多数精神病医院不同。它的服务对象也不同，主要是付费的专业阶层的患者。[1]

维斯米德中心极大地影响了艺术疗法在英国的发展。正如沃勒（1991：61）所说：

> 这个中心在20世纪50—60年代首先提出了这一领域的非正式的培训方案，英国艺术疗法协会的部分创始人（他们中的很多人后来在教研中十分突出）从中获得了个人学习和治疗的资源；艾琳·茜波诺一生从事艺术疗法，直至1976年去世，享年75岁。

据霍根（2001）和斯蒂文斯（1986）称，亚德里安·希尔、

1　维斯米德中心（Withymead Centre）的介绍可见以下网址 www.insiderart.org.uk/UserFiles/withymead prospectus smaller3.pdf（2013-05-21访问获取）。

爱德华·亚当森和精神病学家 R.D. 莱因（R.D. Laing）都参观过该中心。

维斯米德中心以荣格的学说开展治疗工作，将艺术的使用视为治疗的核心（Champernowne, 1971）。30 年代末，艾琳·茜波诺参与了卡尔·荣格和他的亲密同事托尼·伍尔夫（Toni Wolff）在苏黎世的分析工作（Champernowne, 1983）。在苏黎世期间，茜波诺深刻理解了荣格理论，亲身体验了艺术创作作为自我发掘途径的价值。

斯蒂文斯（Stevens, 1986：124-5）认为，维斯米德工作室被设计成为：

> 有益心灵的"健身房"，人们可以开发自我（the Self）中之前从未被开发的部分。用荣格的话来说，在这里，人们被鼓励"靠自身的天性去体验"，以期发现新的认识、理解和沟通方式，经历崭新的体验。

沃勒提到，茜波诺同时与两位艺术治疗师的工作经历对她后来引入维斯米德中心的方法有深远影响。该方法明确区分了心理治疗师和艺术治疗师的工作；"艺术治疗师帮助患者完成画作，而心理治疗师进一步挖掘作品的深层含义"（1991：63）。

从这点来看，艺术治疗师的角色跟助产师的角色差不多，是协助推动完成重生和治愈的一个自然过程。霍根（2001：227）认为沃勒的评论"过于简单，没有真实地反映维斯米德中心的实践活动"；在霍根看来，这些实践不能采用死板的二分法来看待，而是灵活多变的实践活动。

虽然维斯米德中心在20世纪60年代末关闭了，但是它的理念仍通过茜波诺基金会（Champernowne Trust）组织的活动继续传播和推广。

开拓时期的艺术疗法

20世纪60—70年代，越来越多的艺术家和艺术教师受雇于医院和诊所，因为他们一致认为油画和素描为个体提供了一个有价值、有创造性的发泄途径，如果没有这样的发泄途径，他们就无法拥有自我表达和与他人交流的机会。由于这些艺术治疗师通常是独立开展各自的工作，因此针对艺术的潜在治疗效果，他们形成了各自不同的工作方式和见解。在这一时期，艺术治疗师似乎更多地依靠直觉而不是理论，在他们的治疗方式中，治疗师对画作更为尊重，对画作的创作者更为友善。

玛蒂娜·汤姆森（Martina Thomson, 1997: 16-17）

回忆起20世纪60年代接替E.M.利迪亚特管理位于哈罗山
（Harrow-on-the-Hill）的鲍登·希尔诊所（Bowden Hill
Clinic）的艺术疗法治疗部时的情形：

> 那是一个激发梦想的地方，在那里可以安全地进行自发式
> 想象这种"内向活动"（introverted activity）……患者什么时候
> 想去艺术工作间里绘画了，可以随时拿了钥匙去。艺术治疗师一
> 周有三天早上上班，患者在这三个时间段里来去自如……我非常
> 惊讶地看见刚刚还在主楼与艺术治疗师谈话的人，走过来就会
> 投入画画或者做模型的工作中，仿佛这是世上最自然的事一样
> （Thomson，1997：16-17）。

由此形成了当时广为流行的经久不衰的认识：艺术疗法工
作室是精神病院的庇护所，是安全的天堂，不仅允许自由表达，
而且自由表达还备受鼓励。比如，"楼上的工作间"（Studio
Upstairs）位于伦敦和布里斯托的工作室，旨在通过艺术活
动来支持创造力及身体的康复（网址：www.studioupstairs.
org.uk/ about/）。

精神病院里的庇护所

很多艺术治疗师供职的大型机构通常拥挤不堪、贫困、闭塞、受限制且极端艰苦，他们在这种机构进行富有成效的治疗工作，直到 20 世纪 80—90 年代，这些机构才逐渐开始关闭（Edwards，1989）。许多艺术治疗师逐渐认识到自己的职责就是应该提高住在这些医院的患者的生活质量。他们共享这样的信念，即相信创作能够体现和表达患者的需求、愿望和恐惧，艺术治疗师就是在努力给患者们提供自我满足、自我理解和自我治疗的机会。艺术疗法在被许多患者视为用来描述内心空虚的工具的同时，还是培养自尊心、促进社会交往和表达自我的方式（Charlton，1984；Molloy，1997；Skailes，1997；Wood，1992，2000）。

图 3.1 和 3.2 位于英格兰埃塞克斯沃利医院（Warley Hospital）艺术疗法治疗部，拍摄于 1980 年。

伍德（Wood，2000：45）这样评论道：

> 我们这些在 20 世纪 70 年代末工作的人，谈起医院的艺术工作室，都认为它是避免遭受精神病治疗的庇护所。

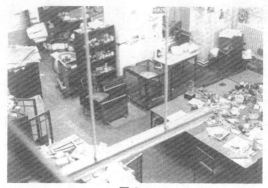

图 3.1

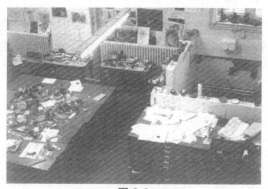

图 3.2

　　无论艺术治疗师是否有意在那些摇摇欲坠又有启发性的地方运用绘画疗法开展工作，它都被视为是一项颠覆性的活动：是与体现主流精神病治疗的价值观和设想完全相反的一种治疗方法。这一时期，许多艺术治疗师都投身于反精神病治疗和争取人性化治疗方式的运动中，或者受到反精神病治疗和人性化治疗方式的影响。

反精神病学

"反精神病学（Anti-psychiatry）"这一专门术语主要是由托马斯·萨斯（Thomas Szasz, 1974, 1977）和 R.D. 莱因（Laing, 1970, 1975）提出的，它不完全指对精神病学和精神病治疗实践的批评。20 世纪 60 年代，西方社会经历了社会变革，这给精神病学带来了深远影响，转变了许多治疗师对自身工作的理解方式。亨泽尔（Henzell, 1997a：184）对他所观察到的这一趋势评价道，20 世纪 60 年代的革命政治沿着两个方向发展，"对外是朝向社会行为，对内是朝向心理体验……特别是一种将要被'提升''扩展''变动''变化'，或者通过其他方式转变的意识"。与浪漫主义时期相似的是，疯病再次成为学界和公众的关注热点。从此以后，精神疾病的理解和治疗被看作人类和社会的问题，而不仅仅是一个纯粹的医学问题。

玛丽·巴恩斯

艺术家玛丽·巴恩斯（Mary Barnes）的作品把艺术疗法与反精神病学紧密地联系在一起。巴恩斯之所以成为精神病治疗的著名案例，很大程度上是因为她的画作，她的很多作品后来在英国和欧洲展出。1963 年，在阅读了莱因的著作《分裂的自我》（*The Divided Self*）（Liang，1970）后，巴恩斯成为了莱因的患者。1965 年，玛丽搬到了位于伦敦的堡贝门利（Bromley-by-Bow）金斯利馆（Kingsley Hall），这是莱因和他的同事们建立的一家治疗社区，为患者提供不同于精神病医院的环境。

从 1965 年至 1970 年，莱因的同事约瑟夫·贝克照看巴恩斯，并使用了回归疗法（regression therapy）。正是在这段时期，巴恩斯发现了自己的艺术天赋。刚开始治疗的时候，巴恩斯用自己的排泄物绘画，不久贝克给她拿来了纸和蜡笔，让她通过绘画来表达自己的情绪。她的画作令人惊叹，画中的形象从她压抑的精神状态中倾泻而出。她的画作中反复出现的是耶稣被钉死在十字架上的形象。她不仅想通过这个形象传达出身体或精神上极度的痛苦，也想传达出重生的喜悦；这可能反映了她的个人经历。

反精神病学对艺术疗法的影响

正如伍德（1991：15）所说，那时有一种趋向是"消除莱因著作的影响，认为那是偏执、迷幻的嬉皮文化的一部分"，而莱因无论通过他的文章还是他的人格魅力，都有力地挑战了主流精神病学的去人性化影响。伍德还指出（1991：16）：

从莱因时期开始，大众在观察和阅读有关精神病诊断过程的记录中很难保持一颗童心去相信精神病治疗不会带来文化歧视，或者不会有什么潜在的危害。

在艺术疗法作为专门职业出现时，反精神病学运动的影响为其营造了反叛的、挑战的环境。尽管这一职业近年来失去了激进性，但反精神病运动持久不朽的传统在许多艺术治疗师给他们患者的承诺中尤其明显地表现出来了，他们向那些被认为不适合心理咨询或者心理治疗的个体承诺确保他们能够接受非药物性的、心理治疗性的援助资源。

在讨论英国艺术治疗师如何运用心理动力学和精神分析理论来理解精神崩溃时，伍德（2012，私人交流）写道：

> 有关潜意识的相关理论有助于思考那种势不可挡的精神病感受，正如一个患者告诉我"这就像醒着做梦"。精神分析学的概念有助于认识精神病（psychotic）发作时产生的焦虑和恐惧的本质（Wood，1997a），"涵容（containment）"的概念（Winnicott，1954，1980）特别是指努力应对精神病发作期间引发的困惑。"对联结的攻击（attacks on linking）"（比昂，1959，1967）这一短语很好地描述了思维困扰的时期。（译者注：比昂把心理对自身过程进行攻击的一种核心途径称作对联结的

攻击，在这种攻击中，事物、想法、感觉以及人们之间的联结都遭到破坏）

然而，我与国内同行的亲身经历和体验（艺术疗法北方方案会议，2011）[1]认为艺术治疗师在面对面治疗中使用直接的心理动力学方法并不妥当，因为患者在精神病发作时不堪一击。为患者量身定制的综合治疗方法越来越备受关注。关于精神分裂症的 NICE 指导纲要指出，这样有适应性的艺术疗法对诊断为精神分裂的患者最为有效（NICE，2009-10），同时进行的被称之为"马蒂斯研究"（the Matisse study）的实验（Crawford et al.，2012），从较早历史时期开始，考究了有关艺术疗法的观念，即用一种形式适应全部情况（一种艺术疗法用于全部患者或者所有诊断病情），实验考证结果表明这种观念不正确。

我前几年工作中的一个病例可以用来说明有必要采用适应性的治疗方法。当时的那个年轻女病人叫珍妮特（Janet）（此为假名），她正处在精神病发作的恐惧期。她已经住院并接受治疗，我是在病房见到她的。我到的时候，她蹲在一个角落里。听完她的讲述，根据她感到恐惧的情形，我心中对她的情况有了一些了解。我认为，对于精神病非发作时期的患者，我的话还有可能让患者认为我在倾听，十分重视她的问题；而对正处于精神病发作期的珍妮特来说，她的身体已经与房间及房间里的所有东西融合

1 艺术治疗北方方案会议（Art Therapy Northern Programme Conference），"艺术治疗及精神分裂症：实施 NICE 指导方针"：谢菲尔德，2011-10-29。

在一起，所以我对她说的话只能让她相信我已经融入她的身体，知晓她的所思所想，否则我很难说服她。

随着时间的推移，我很少直接谈到珍妮特的恐惧，避免说出任何可能被认为是看透她想法的话。我采取直接、鼓励的方式与她交流，一直到她认为自己可以做一些艺术创作了。我发现和她（其他患者也同样）交流的有效方法就是直截了当。同时，依我的经验看，如果在患者思维混乱时使用委婉的方法，会增加他们的焦虑。相似地，如果患者受到积极干预（actively disturbed），那么对关系的本质（比如谈到他们的个人能动性［personal agency］，或者他们对移情感受［transference feelings］的印象）进行直接评价可能会增加其困惑和恐惧。相反，如果我直接去鼓励、支持那些特别敏感（甚或受到积极干预的）患者进行艺术创作，通常的情况是，我观察到他们会尽力使自己平静，使自己的思绪平复，同时他们会很镇定，感觉在"构思"一件艺术作品。

在可能的时候，我尽量用合适的措辞告诉患者，在他们艺术创作的过程中发生了什么变化。比如说，当一些患者在思考困难的阶段前来咨询，我会温和地告诉他们，在过去某个时候，他们的艺术创作减轻了他们的困惑感觉。这与治疗学文献中描述的心理过程"读心（mentalizing）"有些相似（Bateman and Fonagy，2006）。然而，我觉得自己作为医师的角色应主要通过涵容（containment）的方法让患者平复自己，让他们通过画作恢复思考能力。画作不一定要有明显的象征意义，因为患者可能需要经历很长时间才能利用更加具有探索式的艺术与疗法之间的关系（Killick and Greenwood，1995）。

在治疗那些容易受到恐惧干扰的患者而言要从"真实世界"去考虑问题（Wood，2011a）。比方说，我最近和一群患者在一起交流，有一位患者谈到很担忧正在不断减少的钱和福利，另一位说想搬出一家机构的护理家环境（care-home setting），但用一种厌世的方式在话中暗示说，他们没办法说服相关负责人允许他们搬出去，还有一位说他们想减少用药量，但被拒绝了。金钱、缺少权力、依附（attachment）与"家"的特性、药物的作用是一些固定话题。我们要承认患者需要谈论这些问题，而且要承认患者的思维过程是受到干预的，是难以把自己放到一群人当中去考虑的，也不能在某个治疗师面前谈到这些事。这样的认识趋于支持给患者（如果被诊断为精神病者）提供一种直接的"形影不离"（side by side）的艺术疗法，格林伍德和雷顿（Greenwood and Layton，1987）倡导这种治疗方法，在目前的实践中被称为"参与式"方法（Mahony，2011）；但是参与马蒂斯研究的治疗师反对该方法，他们提倡使用更为活跃的方法，比如沃勒小组的互动方法（interactive approach）（Waller，1993）。

与艺术疗法小组一起进行艺术创作或者个人独自进行艺术创作都为患者的内心焦虑与外在现实之间提供了一个载体，有助于其内心焦虑与外在现实的碰撞并将二者区别开来（至少是暂时的）。目前，整个欧洲的医疗服务都承受经济压力，而且还有人认为内心脆弱的人在任何一次治疗中只能接受有限的治疗，因此就可能需要调节心理干预药物的剂量（如 Warner，1985，以及当代康复运动［Recovery Movement］，还有一些类似的观点，认为应该调节精神病治疗的"用药量"（Papadopoulos，2002）。

然而，有一种用于治疗精神分裂患者的特定艺术疗法，其形式和治疗细节在马蒂斯研究中并未涉及，在其他系统化的研究试验中同样未被考虑。尽管如此，卡纳斯（Kanas，1986，1996）在过去 20 年完成了两个系统化的评价并指出患者之间的团队工作十分安全且富有成效。卡纳斯是一名美国国家航空航天局的精神病学家，在美国和英国都积累了丰富的相关经验。同时 NICE（2009）的指导方针中包含了艺术疗法在控制阴性精神分裂症状上的确凿发现（Richardson et al.，2007）。

在公共部门出现的艺术疗法职业

在英国艺术疗法协会的大力推动下，自 20 世纪 60 年代以来，艺术治疗师逐渐表明自己独特的职业身份，强调自身的专业性，要求增加薪资和改善工作环境。正如吉尔罗伊和汉娜（Gilroy and Hanna, 1998：261）指出，艺术疗法在 20 世纪 60—70 年代的特征是："忠诚于反精神病学运动（有时是左翼政治），同时极力反对与职业治疗师、采用医学模式并拿微薄薪水的医务助手为伍。"

这种立场没有得到广泛的认同。因为一些治疗师"付出一定代价"，用"专业性"赶走了"杂乱无序"（Thomson, 1997：57）。我觉得汤姆森是指艺术治疗师，尤其是那些当时受过培训的治疗师，开始把诸如"话题为主导的小组"引入工作实践中，汤姆森认为这个根本不是什么"真正的富有创造力的体验"（Thomson, 1997：57）。

20 世纪 60 年代以来，英国的艺术治疗师关注的是怎样将艺术疗法这一职业紧密地和英国国民健康服务（NHS）体系联系在一起，艺术疗法的实践也基于公共部门开展（Waller, 1991；亦见本书第 6 章）。这与精神分析和多数其他形式的谈话类心理治疗不同，后两者的实践和培训大多基于私营部门

(private sector)。

然而，由于健康与社会保障部在 1982 年颁发其人事备忘录 PM82/6 (Personnel Memorandum) 之前一直未对艺术疗法作出一致的定义，艺术疗法的专业身份和职业管控之间的冲突在这一时期开始出现。在这个阶段，人们越来越强调艺术疗法和其他基于艺术的治疗活动（如艺术教师和职业治疗师的工作）之间在职业发展中的差异，却淡化了艺术治疗中不同方法的差异。

沃勒 (Waller) (1987：192) 这样评价这一时期的艺术疗法：

> 也许可以这样说，当时的大多数艺术治疗师将艺术疗法视为一种"可供选择的"治疗方法。一些人怀疑自己的同事可能被诱惑去"热卖"艺术疗法这个职业，把自己从事的艺术疗法定位为"医学"，想要更容易获得国民健康服务体系的认可。还有人害怕这种方法过分"教育化"，会招致国民健康服务体系的审查。然而这些顾虑和在健康机构中存在的各种意见都被激烈的争取职业认可的运动浪潮所淹没。

直到 20 世纪 80 年代中期，英国业内关于艺术疗法理论和实践的不同意见才逐渐显现。在这一时期，该职业实现了独立，很少再依靠有影响力、有个人魅力的个人。

巩固阶段：从政府买单到个人买单的转变

艺术疗法的第三个阶段，也就是目前经历的发展阶段，根据伍德（1997a）的定义始于 20 世纪 80 年代早期，人们主要记住了 80 年代的"保守主义政治、个人主义的发展、去制度化和私有化"。虽然 80 年代见证了公共开支的削减，这 10 年也是艺术疗法扩展和巩固的时期。越来越多的艺术治疗师通过培训，加入了这项职业。1982 年，国民健康服务体系中确立了艺术治疗师职业和薪水体系。尽管现在大家认为这是理所当然的，但在当时，艺术治疗师很难说服保健部门的负责人，让他们相信那些最初被培养成艺术家的人在患者的治疗和康复阶段发挥作用，更不用说要发挥重大作用了。

随着大型精神病医院和"精神障碍（mental handicap）"医院的逐渐萎缩及最终关闭，这给艺术治疗师带来了新的挑战，同时也是机遇。艺术治疗师走进社区的服务和其他特殊服务带来了一个重要的结果：艺术治疗师开始重新思考自己传统的工作方式。在这一时期，伍德（1997b：145）观察到：

艺术治疗师经历了公共部门立法的许多变化，他们所从事的工作的专业化程度越来越强，而且艺术疗法与精神分析、心理治疗、小组合作之间日益密切的联系更加明显了。

精神分析的影响力越来越大

随着英国艺术治疗师开始更加明显地引用精神分析理论（psychoanalytic theory）及实践来促进自己的工作，艺术疗法的实践环境以及治疗师与患者之间的关系也越来越重要。霍根（2001: 110 f/n）特别引述了玛格丽特·南姆伯格的著作，指出"艺术疗法在英国发生的改变，可能部分缘于引进了美国的出版物"。

毫无疑问，北美的艺术疗法文献启发和证实了英国艺术治疗师的工作，同样也影响了勤勉的心理学家，如唐纳德·威尼克特（1971，1980）和玛丽昂·米尔勒（1971，1988）。他们二人认同图形创作中与生俱来的治疗功效。比如说，著名的艺术治疗师丽塔·西蒙从米尔勒的著作《关于不能绘画》（1971）中获得了启发。西蒙从书中获得的第一点启发是米尔勒将涂鸦作为释放想象力的途径，涂鸦也是她理解那些干扰和抑制想象过程的潜在情感的方式。

她（米尔勒）得出了结论：阻碍创造力的发挥是对再次体验不幸经历的恐惧……是原始的情感（恐惧、愤怒和绝望）。这使我突然意识到精神病患者和其他患者能够自由创作……因为他们已经感知到经常被抑制的情感，能够在绘画中自如地运用这些情感，而这正是艺术爱好者并不具备的能力（Simon，1988：49）。

现在，主要由于艺术治疗师所受培训的性质，精神分析对艺术治疗的影响十分显著。正如凯斯（Case）（2000：27）观察到：

艺术治疗培训的发展包括心理动力学的思维模式和个人治疗，这就反映出处理图画以外的思维过程的必要性，也反映出对绘画过程加深理解的必要性。

来自精神分析的理论和工作方式已经以各种各样的形式融入艺术疗法，尤为明显的是体现在患者和治疗师之间的关系构建和理解上。下一章将详细讨论精神分析和艺术之间的关系。

扩展阅读

Hogan, S. (2001) *Healing Arts: The History of Art Therapy*. London: Jessica Kingsley.

Kotowicz. Z. (1997) *R.D. Laing and the Paths of Anti-Psychiatry*. London: Routledge.

Stevens, A. (1986) *Withymead: A Jungian Community for the Healing Arts*. London: Coventure.

Waller, D. (1991) *Becoming a Profession: The History of Art Therapy in Britain 1940–82*. London: Routledge.

Wood, C. (1997) "The history of art therapy and psychosis (1938—1995)". In K. Killick and J. Schaverien (eds), *Art, Psychotherapy and Psychosis*. London: Routledge.

Useful websites

Asylum: www.asylumonline.net/

Champernowne Trust: www.champernowne.org.uk/

4. 参照框架——精神分析、艺术和艺术疗法

本章提要

　　本章讨论精神分析理论及实践对艺术疗法的影响。文中探讨与之相关的一些概念，如：涵容、心理防御机制（defence mechanisms）、移情、象征主义（symbolism）、隐喻（metaphor）。

艺术和"内心世界"

　　从本质上讲，人类是社会性的，离开与他人的相处，我们难以生存和发展。人越是疏离外在世界的人际关系，就越有可能转向内心世界充满情感化的幻想。当这种疏离达到极端程度时，他们与外在世界的关系将会变得脆弱不堪，或者被扭曲得面目全非。接受艺术疗法的患者常常抱怨自己会产生与自我和他人的割裂感，有时，他们会感到不知所措或者受到他人纠缠。

在很多艺术治疗师看来，这些困扰来自于过去生活中的人际关系问题，也就是说，源自于患者过去生活中与重要他人的相关经历，包括欲望、恐惧、丧失、剥夺。无论这些过去的经历是好是坏，它们都以某种机制和过程（尽管以何种机制，经过哪些过程还无定论）进行内化，形成我们内心世界的一部分。患者们最初总对这些经历感到不安、难以接受、恐惧，因此习惯性地压抑自我或者将其从意识层面抹去，而事实上，在潜意识层面，这些经历依然保持着活跃的状态并且具有影响力（Mollon，2000）。

在实践中，艺术疗法常常关注怎样去接近并解释这样一个未知的内心世界，同时揭示其如何影响外在世界中的人际关系。在此疗法中，治疗师为患者提供一个安全舒适的环境，通过与他们进行互动，借助创作的图像和物品，帮助患者吐露内心世界的经历，释放出潜意识里的矛盾和压抑的情感，从而增强自我认知。正因为如此，患者的内心世界得到外化，这让他们能客观地对其内心世界进行思考并试图改变它。

在艺术疗法的发展过程中，精神分析理论发挥了举足轻重的作用，它为探索并理解潜意识心理活动提供了方法和思想体系。其中特别重要的是那些精神分析作者给予的关注，从弗洛伊德开始，他们关注"梦"以及其他形式的"象征性活动"，包括戏剧和艺术（见 Adams，1993；Fuller，1980；Glover，

2008；Gosso，2004；Kris，1988；Segal，1991）。尽管精神分析理论为当代艺术疗法提供了强大的理论支撑，但其主导性的影响力还是受到过挑战。

关于精神分析理论对艺术疗法的影响

毋庸置疑，精神分析理论对 20 世纪的文化和思想产生了深远的影响。我们大多数都熟悉一些相关的术语，例如，"弗洛伊德式失语(Freudian slip)"和"弗洛伊德式象征(Freudian symbol)"。借助文学作品、电影、广告和艺术，许多精神分析理论渐渐渗透到文化中。然而，这些理论和术语在成为人们日常语言的一部分之前都遭遇过许多质疑和抵制。

人们经常批判精神分析理论的隐晦、过时、无科学性以及讨论话题集中在"性"，缺少对外在世界的关注（Frosh，1997；Webster，2005）。此外，由于精神分析理论中使用了不少神秘且准科学（quasi-scientific）的术语，如"客体（object）""自我（ego）""本我（id）""超我（superego）""力比多（libido）""情结（complex）"等，这些术语充斥在精神分析文献中（Laplanche and Pontalis，1988；Rycroft，1979），这在某种程度更加突出了上述所谓的缺点。

在一些艺术治疗师看来，最好能有限制地运用精神分析理论，他们认为最糟糕的就是对精神分析理论的滥用。霍根（1997：38）倡导女性主义艺术疗法，尤其批评在工作中运用精神分析理论的治疗师，认为他们"是在给患者强加荒谬、过时、厌恶女性的精神发展观点"。霍根认为，开展艺术疗法的关键是能够"帮助女性理解、质疑并挑战那些引起'疯狂''非常态'的社会和文化因素（1997：38）"。

西尔沃斯通（Silverstone, 1997）采用了一套基于卡尔·罗杰斯（Carl Rogers）理论的艺术疗法，她对那些在理论框架和临床实践中以精神分析为导向的艺术治疗师所秉承的核心信念进行了批判。她认为，以患者为中心来运用画作进行治疗时，切记避免"解读（interpretation）患者眼里的图像"，否则，这将阻碍患者的个人发展。在她看来：

> 以患者为中心就是要求我们尊重患者，给予患者表达权，而治疗师去进行解读会产生适得其反的效果。这是以人为导向的艺术疗法和其他精神动力学（psychodynamic）方法的本质区别（Silverstone, 1997：268）。

上文对基于精神分析理论的艺术疗法进行了评价，主要观点是，在临床实践中不以患者为中心的艺术治疗师，虽然可能被视为解读"图像"意义的专家，但只会加剧患者对他们的依赖性，而无法帮助患者自主思考。所以，许多学者认为，艺术治疗师在实践中，应尝试平衡这种本末倒置的医患关系，尤其是尊重患者的"差异性"，如种族、阶层、性别、残疾、性向等（见 Campbell et al., 1999; Hiscox and Calisch, 1998; Hogan, 1997, 2003）。

精神分析和艺术疗法

尽管对精神分析存在着无理指责，又或者精神分析的确存在不少问题，但它对当今艺术疗法的影响，无论是在英国还是其他国家，都是意义深远的。为了进一步加深对"内心世界"及其充满想象力的作品的理解，艺术治疗师常常以不同方式广泛地运用精神分析理论。

精神分析的理论和概念通常以下面三种主要方式运用在艺术疗法中：

- 第一种方式是精神分析理论及实践影响艺术疗法的结构和组织形态，包括确定并保持恰当的治疗边界

（boundaries）。

- 第二种方式，人们对艺术疗法的治疗过程的理解深受精神分析理论的影响，其中，尤为重要的是精神分析理论中有关防御机制、游戏、移情及反移情（countertransference）的现象。
- 最后一种，可能也是最受争议的方式，精神分析理论无疑影响了对接受艺术疗法的患者创作的"图像"的理解方式。

下文将进一步分析源自精神分析疗法的观念如何影响艺术疗法的实践。

边界和框架

"边界"是指为满足某种特殊目的而设定的空间。许多空间（如竞技场、寺庙、舞台、法庭）都有这样的功能，在此空间内，有一些特定的规则需要遵循："所有的空间都是现实世界中的临时世界，仅用于某一次行为的表演。"（Huizinga，1949：10）艺术室或工作室也属于这种空间，其边界的设定考虑到创造暂时性、象征性世界的需要。

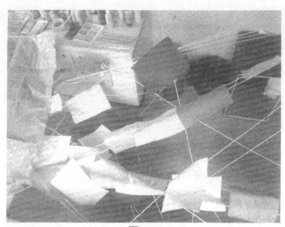

图 4.1

在艺术疗法中，一张纸的边缘或者一幅画的画框均有助于我们区别虚拟世界和现实世界。从这个意义上看，边界的存在是必不可少的，否则我们将无法区别真实性和象征性，也无法区别内在现实和外在现实。

精神分析师玛丽安·米勒（Marion Milner）在讨论为精神分析情境设定边界的重要性时，首次提到并使用了"画框"的概念（Milner, 1952）。后来，乔伊·沙瑞文（Joy Schaverien, 1992）对概念进行了延伸，她通过分析艺术疗法过程中的"框架"，并与画廊和艺术工作室中的"框架"进行比较，对艺术疗法和其他运用艺术的治疗手段进行了区分。

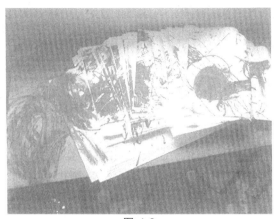

图 4.2

她认为，艺术治疗师创造图像过程中的个人体验和画框中的图画是极为重要的。

> "画框中的画其实是一个空间，一个说明、揭示、表现移情的空间……在纸张边缘所围成的安全的边界中，这幅画展示了一个想象中的世界（Schaverien，1992：77）。"

治疗的"框架"是由许多因素构成的，包括治疗频率和时长、治疗周期、治疗类型（Gray，1994）。作为一个物理空间，该框架内设有一个安静的治疗室，设施齐全且远离干扰。治疗空间应尽可能保持一贯的风格，给人以熟悉和亲切的感觉。然而，在建立和维护这些边界的过程中，艺术治疗师们常常面临巨大的困难。莫洛（Molloy）（1997：251）曾说："如果这些基本条件不具备的话，那么心理疗法的工作即使能够开展，也会是相当困难的。"

此外，建立治疗空间的边界还离不开艺术治疗师和患者需遵守的一套行为准则。首先，患者应按时开始和结束治疗，在治疗过程中创作的图像和物品在治疗结束前不能带离治疗室。同样，治疗师应遵守职业规范和道德准则（codes of ethics），无论何时都应保持专业性，维护良好的病患关系（英国艺术疗法协会British Association of Art Therapists, 2005b）。

在艺术疗法中，严重违反边界的行为，如敲诈勒索和性行为交易非常罕见，然而一些轻微的违反行为却屡见不鲜。例如，患者迟到、缺席治疗或未能按时缴纳治疗费用。治疗师也有可能破坏治疗关系的边界，如延长治疗时间、泄露患者个人信息。在每个案例中，这种边界违反行为会被认为是影响深远的，这种以行动取代思维的行为，在精神分析的文献中常被称为"付诸行动（acting out）"（Rycroft, 1979：1）。

治疗边界对于精神治疗工作的开展起着举足轻重的作用，它为治疗提供了安全性，减少了不确定性。若缺少这种边界，患者将无法与治疗师分享那些在其他地方难以启齿或悲痛欲绝的想法、心情和经历。这种边界的本质在于创造一个物理和心理空间，在这样一个空间内，积极的情绪被保存下来，焦虑得以涵容（contained），因此可以激发患者的创造力，加强其理解力，促进其心理成长。了解这种"涵容"的概念，对于治疗师（尤其是那些与精神严重创伤的患者接触的治疗师）来说是尤为关键的。

涵 容

"涵容"一词最初是由精神分析学家威尔弗莱德·拜昂（Bion, 1967）在其著作中提出的。它是指一个充满感情和思想的内在空间，这个内在空间可以释放出（project out）感情和思想，也可以将感情和思想内化到内在空间这个容器里。在生命的早期，我们就清楚地意识到自己的身体是一个"容器"，我们常把外界的东西放进去，同时把内在的感情和思想物化以后释放到外界。另外，我们也体会到物理环境在包围着我们，我们也在当中出现。我们进出于房间、服饰、关系、工作和其他各种类型的有界空间。生活中使用的很多隐喻出自这个概念。例如，一个人可以"沉默寡言（self-contained）"或者"魂不守舍（out of one's mind）"。

在艺术疗法中，艺术治疗师、工作室和可用的艺术材料都具有涵容的功能（见 Greenwood, 1994；Killick, 2000；

Wood，2000）。正如一些父母可以接受、涵容、承受住痛苦婴儿的恐惧，以一种修饰过的、不那么有害的方式对待自己的婴儿，同样，艺术治疗师也可以帮助患者经历相似的转变过程。

> 当孩子或患者意识到某人（物）拥有这种涵容功能时，他们的思考能力和承受消极情绪的能力就会得到提升……就会获得和维系涵容的能力，而不是简单地把涵容的能力推卸到别人身上。如此一来，就建立起时空感，不必立即抛弃体验或者吸纳体验，而是把体验暂时存放一段时间，这样就可以进行思索和思考了（Segal，1992：122）。

作为心理治疗工作的一部分，聆听患者不堪回首的往事，涵容并站在他们的角度思考，这绝非易事。例如，治疗师在某个治疗过程中可能会感到精疲力竭、备受打击或者充满无助与绝望。

苏（Sue）

苏需要涵容，但是要把涵容付诸行动是困难重重的。在有些治疗时间里，她会胡乱作画，速度极快，作画数量极大，要么就是滔滔不绝地说话。不论是哪种情形，她都希望我高度关注她所做的事。若我未能达到她的预期，或者我误会了她图画和语言的意义，她的情绪便一落三丈，变得愤怒。为表示她的不满，她会直接撕毁正在创作的画作，或者违背我们的约定，在治疗结束时把画作带走。这种现象似乎预示着苏渴望把所有空间填满，并不断延伸。随着这种行为频率的增加，要维持治疗框架变得越发困难。

有一次治疗刚开始的情形让我记忆犹新。当时苏把带来的包掏空，东西散落一地，接着，她发疯似的把周围的东西乱扔一气，嘴里还不停嚷嚷着"一切都是垃圾"，"治疗师眼里的我也是垃圾"。发泄之后，她蜷缩在房间的角落，静静地抽泣起来。我起身无言地坐在她旁边，只是让她知道我在身边，因为在之前好几次类似的情形中，我说话都被认为是对她的冒犯。

随着哭喊，苏渐渐释放了怒气，她开始向我描述上次治疗结束时以及接下来的那一周的感受。她认为我未能理解她的情绪，把她拒之门外。此外，她认为我不可能理解她，即便我理解了，也依然会像丢弃垃圾一样抛弃她。这种对紧密情感的矛盾心理是苏的人际交往困难的核心问题，不过，构成这种动力的内在冲突在治疗后期才变得清晰起来，在后来的艺术疗法疗程中可以公开进行探索。

苏认为我想摆脱她，她似乎正是要激发出我的这种反应。因此，在对她的治疗中，她的情绪总是在"被侵犯"和"被抛弃"两种状态中摇摆不定。我离得太远或太近，她都会感到焦虑。若我询问她的画作，她便觉得我在尝试进入她的内心。如果我一言不发，她又认为我冷漠。隐藏在我们这种交流背后的东西显而易见，却又无法用其他方式表达出来，那就是挫败感、愤怒、恐惧及绝望的情绪。

苏渴求一个可靠、涵容的人际关系给予她安全感，但同时又畏惧，尤其是担心别人进入她的内心世界而产生严重后果。

在她看来，这会让她失去自我、受人控制，这是一种源于婴幼儿时期的恐惧。

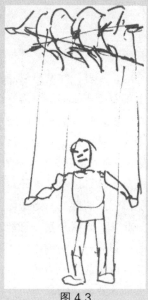

图 4.3

通过把自己的画作和艺术疗法变成垃圾，苏可以保护自己不受情绪的伤害，即使这种效果只是暂时的。尽管有效果，这种策略还是让她感到空虚，得不到涵容。[1]

我始终没有中途放弃对苏的治疗，尽管我会常常想放弃。于是，我花了好几个月的时间努力去涵容和思考苏的"付诸行动"的行为的含义，她终于感到能够充分信任治疗框架的可靠性，开始有效地利用治疗框架带来的各种治疗潜能。

---

1 请见曼（Mann）（1991）对这一过程的详细讨论。

抑 制

很多患者可能很容易在艺术疗法过程中创作出图画，但对于有一些患者来说，绘画会让他们感到恐惧、被控制。因此，除了分析患者在完成画作时的感受，关注他们在面对一张白纸时的情绪反应也是非常重要的。对于某个个体来说，难以利用绘画材料或者难以进行艺术疗法的原因是多方面的，通常情况下，是因为患者害怕改变。

有些患者认为创作图画是一种自我放纵，还有一些认为其内心世界存在着危险且极具破坏性的力量，一旦被释放出来，后果不堪设想。另外一些常见的恐惧心理包括：害怕失去自我控制，担心过于依赖他人的看法和认同，以及惧怕被嘲讽和羞辱。这种惧怕常常与幼时在校园里创作的画作不被人理解有关，这种记忆会在艺术疗法过程中被激发出来。

在治疗中，一些拒绝全身心投入的患者常常会说："我不会画""画画太幼稚了""画画从不是我的长项，现在我老了也不想改变了"。伍德（1986）提议，应对早期艺术疗法中患者恐惧的方式之一是帮助他们回忆其幼年时期作画的经历，减轻他们对于作画预期的恐惧。另外，还有一些治疗师会在治疗初期利用主题讨论或"热身运动"帮助患者减少恐惧（参见 Liebmann, 1999; Silverstone, 2009）。

如果患者在创作画作时的那些可被理解的恐惧没有被承认，或者未能被理解与敏锐回应的话，那么患者很可能会直接放弃治疗。此外，有些患者可能会被迫参与作画，但这种参与是没有感情投入的，画作也是刻板俗套的。因此，认为患者可以艺术就设定他们必然是进行有创意的创作过程，这是错误的（Youell, 2008）。

若要使某种情绪具有一定的形态，创造出具有一定含义和个人意义的画作，那么就要有抛弃成见、探索未知的风险，这样会令人感到无序、混乱和可怕。曼（1990a）指出，艺术疗法中的艺术创作不但可能不具有创造性，还可能会反创造性。换言之，患者可能会进行防御性绘画以避免情感伤害。

《关于不能绘画》

玛丽安·米勒在自己的书作《关于不能绘画》（*On Not Being Able to Paint*）（1971）中提出的有关创造力的抑制的观点是精神分析最具影响力的观点之一。在她自己进行精神分析的早期，她开始自由联想或者"涂鸦（doodle）"画画，此后她写了这本书。在她看来，抑制个人绘画能力的焦虑感主要来自于对失去自我的恐惧。这种恐惧源于一种对人的想象力无法使潜意识转化为艺术作品的怀疑。

在米勒进行绘画的艰难过程中，她逐渐明白了一个道理，即必须抛弃自我意识，必须跳出"自我"与"非我"的框架，只有这样才能创造出有意义、原创性的作品。米勒发现，听从双手和眼睛的指挥进行创作，不要拘束于某个既定的目标，使她创作出了与她之前所学的全然不同的作品。她这样描述道：

> 只有当我真正放弃去模仿的念头时，我的画作才有了生命力，这种生命力是任何有生命的结构自身都拥有的（1971：154）。

米勒在《关于不能绘画》的附录中对创作力抑制和理想化的关系进行了评述，她写道：

> 在我写书伊始，我收集了很多临床治疗中的绘画材料，这些材料来源于那些无法用具有逻辑性的语言或者非逻辑性的艺术形式表达自我观点的成人和儿童。显然，这些患者对自己创作出的作品有着相当理想的设想，然而，他们面对如何客观评判自己真正创造出的东西时却感到极度失望，这使得他们萌生放弃的念头（1971：149）。

紧接着，米勒写道：

> 艺术家的工作主要是赋予外部世界无生命的物质以生命，外部世界是被选定的媒介。在某种程度上，艺术家理想化的对象就是这种媒介。正因为喜欢，艺术家常常对该媒介的作用进行夸大。然而，如果他喜欢到能接受该媒介所有特质的程度，同时，把自己的理念加入其中，那么最终的作品也许就能实现他的初衷了（1971：151）。

《关于不能绘画》一书提出了大量具有建设性的观点，有关于具有创造力的过程的，也有关于那些抑制或者激发创造力的心理过程的（Edwards，2001）。

焦虑和防御机制

我们用来保护自己免受焦虑或者痛苦的心理防御机制非常重要和必要，这些防御机制设法保护我们避免有意识地察觉到那些难以承受的思想和情感，它们的运作方式是只允许将潜意识的思想和情感间接地、通常是以伪装的形式表达出来。

下面是一些大家比较熟悉的防御机制：

- 否定：直接拒绝承认某种想法或情绪，如"我当然不想她！"

- 投射：个体将自己身上所存在的心理活动强加于他人身上，如"我不恨他，是他恨我！"

- 合理化：个体为自己的想法或者观点寻找合理的解释，同时躲避某种想法，如"我并不对 × × 对待我的方式感到生气，毕竟她最近在工作上遇到了很多压力。"

所有的防御机制都是为了减轻焦虑。其中，有一些机制，特别是"升华"，比其他形式的机制更具成熟性和建设性（Singh, 2001）。

升 华

在第 2 章中，我们提到过"升华"，它是弗洛伊德引入精神分析著作的术语，用于解释把那些难以接受的本能冲动重新塑造后服务于心理和文化发展的过程。"升华"和其他防御机制的区别就在于其社会价值。正如瑞克劳夫特（Rycroft, 1979：159）所说，"所有的升华都离不开象征化，一切的自我发展都离不开升华"。通过升华，性欲或攻击的内驱力转化为有益于社会和建设性的形式，比如艺术创作和心智探询。弗洛伊德坚称，没有"升华"这一能力，就没有所谓的文明（Freud，1991）。

美国艺术治疗师伊迪斯·克莱默（Edith Kramer）最明确地发扬光大了"升华"的价值，并将其概念与艺术疗法相联系。在她看来，艺术之所以能产生治疗的效果，其本质就在于"升华"的作用。她认为，通过升华的过程，那些原本反社会性的内驱力可以被转化为被社会接受的行为，因此，"在这些有益于社会的行为中所获得的满足感取代了本应由顺应原始内驱力所产生的满足感"（Kramer，2000：41）。

这里有必要对"升华"和"替代"进行区别。后者是指以此物替代彼物，例如，我们击打枕头而不是人。相比之下，升华是一个改变的过程。即通过艺术和创作，个体失望和愤怒的情绪向着好的方向转化。在克莱默看来，艺术治疗师的主要职责是：

> 实现升华的过程是自我进行整合和合成的行为，即现实和幻想之间以及意识和潜意识之间实现特殊的融合，实现我们所说的艺术（Ulman 引用 Kramer，2001：19）。

由此我们可以看出，在艺术创作中，患者进行"升华"的程度与其创作的作品质量是有直接关系的。事实上，艺术作品越完整，审美价值越高，那么升华程度就越可能被称为完全。如此，我们可以认为"内在真实和好的形式是同一个硬币的两个面" （Kramer，2000：220）。

在实践中，这种艺术疗法方式会鼓励患者发挥他们所能创作的最佳水平，不过，还有一些艺术治疗师采用一种截然相反的方式，他们将患者自发的创作和快速完成的图像作为宣泄性的方式，或者将其视为可为将来的语言探索提供资料的手段。

根据克莱默的理论，升华过程的深度和强度在艺术作品中可通过以下几个方面表现出来："唤醒力、内在一致性、艺术手段的利用程度、借助张力的平衡和整合创造的艺术作品的协调度" （Junge and Asawa 引用 Kramer，1994：36）。克莱默在书中强调了绘画也是一种治疗手段，还重申了艺术疗法中形式和内容的关系，这一论述对英美心理学界都产生了深远影响。

托尼（Tony）

托尼是一个 11 岁的男孩，他因焦虑、自卑、情绪低迷而在我这里接受艺术疗法。他还表现出自残、侵略性和自闭的倾向。托尼的家庭生活比较动荡，在为他治疗的过程中，我曾两次向社会关爱中心提出他应接受儿童保护的申请。由于我依据托尼所说而采取了以上措施，我们之间的关系由此变得紧张，其中一个后果是他在家里与家人的压力增加。

托尼天生就有一种创造力。在治疗期间，他创作了很多艺术作品，还用模型堆积了一些复杂的 3D 玩具。除了创造各种生动的人物形象，他还赋予了他们各自不同的经历，这在我看来是极富想象力的表现（如图 4.4）。

他在治疗期间一直很听话，总会礼貌地请求允许，细致地检查每一项任务。例如，他曾问，"我可以用铅笔吗？我可以把模型摆在桌子上吗？"当我目光扫过他时，他总是礼貌性地微笑回应。他一直保持警惕，生怕做错什么事。我认为这与他在家受到体罚是密不可分的，他这样做，无非是担心被我惩罚罢了。

在没事情做的时候，托尼总是烦躁不安。他曾告诉我，有的时候他让自己很忙碌就是为了不去瞎想。他还说，他希望这个艺术疗法于他于我都是一段美好的经历。虽然他说这话很可能只是想让我放心，就像他对自己母亲说的那样，但我还是被他的真诚感动了。于是，他怂恿我也积极参与到治疗中，独立进行艺术创作。不过，我认为这可能只是他用来转移我的注意力，躲避我父母似的眼神的方式而已。

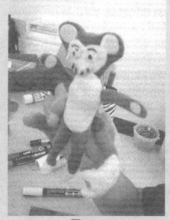

图 4.4

　　起初，我对此提议有过犹豫。我担心托尼是在利用艺术疗法来回避自己的真实感受，是一种逃避。我认为他应该更积极地参与到治疗中，用更直接的方法来解决自己的问题。然而，我也意识到他的天赋也许能让他暂时从当前压力中解脱出来，甚至会对他未来的职业生涯有益。我开始怀疑自己是否也在逃避什么，因此不自觉地像他身边的人那样对待他。

　　通过临床监管（clinical supervision），我渐渐接受自己这种矛盾的心理。我带着好奇继续回到治疗中。绘画是否能让人在焦虑中得到暂时的缓解？是否能通过一段美好的经历治疗焦虑，重塑心理平衡？这种平衡能否以一种升华而非逃避的方式实现？能否以不是防御性的，而是创造性的行为实现？我开始学着释放自己的职业焦虑，让治疗过程顺其自然地进行。这样一来，我的体验变得愉快了，正如他的愉快体验一样。

　　虽然这可能只是暂时的、转瞬即逝的，但无疑却是真实的。

　　随着我卸下包袱，托尼也渐渐放下自己的防御心理。原来，治疗师和患者其实都可以享受一段美好的经历，这并不是说患者在逃避自己悲痛的经历，或者说是我在无视他。当我对如何帮助他越来越有信心时，我也能欣赏发生在治疗室的活动了。

　　令我诧异的是，托尼变得越来越投入，即便是在胡乱玩耍的时候。一天，他正在桌上用黏土建造一个巨大的水池，由于用水过多，水不断地往下滴。见状，他立刻用那些零散的黏土堵上漏水口。而此时，我正专注于他给我分配的一项任务中。他希望不受打扰，同时要我尊重他的空间，这于他而言是一个必要且有效的"退回行为（regression）"。在他玩耍的过程中，他全神贯注于手上的黏土和水，不受任何拘束，肆意享受自由创造的过程（不关注创造的成果）。

在我们相处的过程中，托尼也在成熟和缺乏安全感这两种状态中来回转变。有时，他能放下自己的警惕心，但却依然无法摆脱家庭暴力曾带给他的伤害。我并没有试着改变治疗方式，相反，我尝试把托尼的行为视为"升华"而不是逃避。因此，我得以让我们两者都被这种创造力过程所牵引。在我看来，由于这种方式不再重复托尼生活中的关系模式，因而使得他放松心情，产生退回行为（Michael Atkins，2013，私人信件）。

游 戏

前面提到，根据弗洛伊德的观点，具有想象性的活动，比如做梦、幻想（白日梦）、游戏（playing）以及艺术创作都是一种愉悦积累的方式，个体可通过重组现实，并将其转化成崭新的、符合心意的形式来获得这种愉悦的享受。弗洛伊德在1908年的文章《创造力作家和白日梦》（*Creative and Day-Dreaming*）（Freud，1975，SE，IX）中对创造力和游戏间的关系进行了阐述，他说：

难道我们不能说对于玩耍中的孩子，他的行为和一个作家的写作类似吗？这是因为他创造了属于他自己的世界，或者也可以理解为他把自己的世界进行了重组，并以一种崭新的、心满意足的方式呈现出来。我们不妨对作家的创作进行剖析，他的创作其实正是把自己脑海中幻想的世界用文字的形式展示出来，他在其中投入了大量的感情，并尝试着将其与现实世界区别开来（Freud, 1975, SE, Ⅸ: 144）。

弗洛伊德认为，游戏的本质特征在于其非真实性，其他所有充满想象力的活动也有这样的本质特征。弗洛伊德认为有想象力的活动具有非真实性是至关重要的。没有了这个特征，即便被展现的事物是真实的，也无法给予观者愉悦感，而令人精神紧张的事情也无法让人开心起来，例如观看恐怖电影（Schneider, 2009）。

不过，弗洛伊德同样相信，人在成长的过程中，总有停止游戏而直面现实生活的时候。然而，弗洛伊德认为，要让个体完全舍弃游戏中获得的愉悦是不可能的。

任何了解人类大脑的人都知道，没有什么事情比让人放弃他曾经经历的愉悦更难。事实上，我们不可能放弃什么，只不过是以此物替彼物罢了（Freud, 1975, SE, Ⅸ: 145）。

从这个角度而言，幻想其实正是成人替代游戏的方式，尽管两者有明显区别。在弗洛伊德看来，儿童从不会掩饰游戏，而成人却"以幻想为耻，从不让他人发现"（Freud，1975，SE，Ⅸ：145）。弗洛伊德认为，游戏和其他形式的想象性活动实质上是逃避现实的活动，因此可能预示着个体具有神经官能症的症状，不过，弗洛伊德的这种说法却忽略了这些活动具有积极性和适应性的本质。

游戏与现实

精神分析学家D.W. 温尼科特（D.W. Winnicott）对弗洛伊德的观点进行了反驳，认为游戏是一种与现实进行创造性互动的过程，它可为内部和外部世界带来实质性和有益的改变。温尼科特（1980：112）将这一论点与弗洛伊德的"升华论"联系起来进行评价时说道：

> 弗洛伊德并没有清晰地说明大脑中的文化体验存在于何处……虽然他使用"升华"这个词指向一个让文化体验具有意义的地方，但也许连他自己都不清楚大脑中的文化体验在哪里。

温尼科特认为，文化体验存在于个体与环境之间的一个"潜在空间"，该体验最初就是由游戏这种创造性的活动获得的（1980：118）。

温尼科特指出，内在现实和外在现实之间，自我和他人之间都是存在某种联系的，这种联系通过"过渡性现象"（transitional phenomena）建立起来。这种现象或客体（如玩具熊、毯子等）既是内在自我感受的一部分，也是外在世界的一部分。温尼科特（1980：6）说："毯子其实象征着某种客体，比如母亲的怀抱。不过，这个象征性价值并没有其实质性价值大。"换言之，这些过渡性客体（transitional objects）并不是母亲或母亲的怀抱，这一事实跟它们能象征性地代表母亲或者母亲的怀抱是同等重要的。他认为，"当幼儿开始利用象征性时，就说明他们已经开始区分幻想和现实、内在客体和外在客体、初级创造力和感知力"（1980：6）。

> 过渡性客体得以出现的原因，是幼儿在对其进行某种方式的使用，而不是该客体所具有的共享性或者他者的可占有性（Philips，1988：115）。

过渡现象存在于客观和主观的"潜在空间"之内，它可帮助小孩子从婴儿的自恋（narcissism）向客体爱（object-love）转变，从依赖向独立转变（Rycroft，1979：102）。温尼科特指出，通过过渡客体，成长中的幼儿逐渐接触并进入到游戏、创造、象征、艺术和文化的世界。正如亚当·菲利普（Adam Philips）所观察到的，这种状态与弗洛伊德的文化观有着明显区别，因为温尼科特认为"文化是本能生活的升华或者有意识对现实造成的挫折进行补偿"（1988：119）。菲利普说：

> 在弗洛伊德的理论中，文化表示着一种对本能的摒弃，而在温尼科特看来，文化只是一种自我实现的媒介（1988：119）。

涂鸦游戏

温尼科特将精神分析视为一种特殊形式的游戏。在他看来，"游戏促进成长，有益于健康；游戏有利于群体关系的形成；游戏是精神治疗中的一种交流形式"（1980：48）。温尼科特方法的一个实例就是他在对儿童进行治疗会诊时采用的一个技术，温尼科特称其为"涂鸦游戏（squiggle game）"（Winnicott, 1971）。

本着玩耍的交流情趣，在这个简单的"涂鸦游戏"中，首先由温尼科特在一张白纸上任意画出几根歪扭扭的线条（squiggles），然后把这张纸交给儿童患者，让他将其完善成一幅画。接着反过来，儿童绘出曲线，然后转交给治疗师（温尼科特）完成绘画（Gunter，2007）。随着游戏的进行，温尼科特和他的小患者之间通过视觉和口头的对话促进交流。借助这些艺术作品以及与治疗师的交流，儿童能够将之前难以表达的想法和心情说出来。

虽然温尼科特借助"涂鸦游戏"是为了了解儿童的潜意识心理，但游戏的主要目的并不在于解释，而是尽可能全面地了解儿童所面对的困难。在《儿童精神病治疗会诊》（*Therapeutic Consultations in Child Psychiatry*）一书的介绍部分，温尼科特（1971：10）探讨了"涂鸦游戏"的使用，他写道：

> 教条式的解释只会留给儿童两种选择：要么接受我的话并作为权威言论看待；要么拒绝接受我的解释，拒绝我，拒绝整个治疗方案。我认为并且希望接受治疗中的儿童能够感受到，他们有权利不接受我所说的话或者我的行事方式。

在这种治疗会诊方式下，儿童创作出的艺术作品可以表明儿童潜在的问题，不过，温尼科特非常谨慎，避免产生误导而抑制儿童表达自我的能力。

游戏与艺术疗法

在温尼科特的影响下，艺术治疗师努力对这种方法保持敏感性，温尼科特观察到治疗：

> 通过两个游戏领域的重叠来实现，即患者的游戏领域和治疗师的游戏领域。一个不会游戏的治疗师是不适合从事这项工作的。若是患者不会玩游戏，那么治疗师必须采取措施想方设法让患者变得会玩，只有这样，后续的精神治疗才能开展（Winnicott，1980：63）。

温尼科特认为，具备游戏的能力对于治疗过程起着关键性作用，这是因为：

> 一个个体，无论是儿童还是成年人，通过游戏，也只有通过玩游戏，才具有创造力，才能够使用其完整人格，而且只有当个体获得这种创造力时才能发现自我（Winnicott，1980：63）。

事实上，拥有游戏的能力是实现自我发现和自我理解的基础。在此语境下，"游戏"是指"一种心理状态，个体在该状态下能灵活思考，敢于尝试新观点（或者互动），勇于创新"（Youell，2008：122）。这种思考方式与利用心理分析手法鼓励患者进行自由联想类似（Rycroft，1979）。

如果治疗师能够创建一个类似母爱或父爱关怀的环境，那么治疗中的双方——包括治疗师和患者——都能自由自在地游戏。在艺术疗法中，患者通过绘画，实质上是跟自己的想法、心情、直觉、观点游戏，这能帮助治疗师与患者看到之前所忽视的地方，激发新的理解。为使艺术治疗师达到这一目标，很有必要对其临床监察中的游戏能力进行培养与保护（Edwards，2010b）。

移　情

"移情（transference）"这一术语是指"患者把自己对之前生活中人物的情感迁移到治疗师身上的过程"（Lomas，1994：43）。事实上，移情的发生是因为患者潜意识里假定自己之前生活中对某些人物产生的情感、态度和其他特征可以被他人（治疗师）占有。虽然潜意识里对之前生活中的重复在任何关系中都会发生，但在精神治疗领域中却有着特殊的意义和重要性。

现在，大部分艺术治疗师都承认移情的普遍存在，但他们却不一定把移情当作临床治疗中的一个核心来处理（Agell，

1981）。在某些治疗师看来，"（医患）关系若是受到过去患者与他人关系（一种缺失对方的关系）的影响和困扰，就会造成不必要的复杂性（Ulman in Agell，1981：5）。然而，患者确实在通过各种方式与治疗师发生关系，从诋毁治疗师到理想化治疗师，这更多是患者想象中的治疗师形象，而非治疗师本来的模样。

宝拉（Paula）

宝拉是在一次自杀未遂后接受我的治疗的。由于她从一开始就把我理想化了，甚至认为我可以解决她所有的问题，随着我们治疗的开展，她产生了强烈的防御心理，变得越来越不配合。在治疗中，她常常沉默不语，对自己的画作也三缄其口。当宝拉描述在自己的世界中所遇到的人时，几乎只讲自己受虐和受侵犯的经历，在跟我的接触体验中，很明显，她也是类似的感受。

随着宝拉的故事渐渐展开，我发现她与我相处时，与她和母亲相处的状态类似。同时，她采用了许多原先就习惯的方式来应对这些状态。最初，她在治疗中总是表现得很听话，行为举止都很得体。后来，当她的恐惧和愤怒加重时，她便尽可能地表现出一副拒人于门外的态度。不过，当我和她都理解到她的行为不过是前期关系的再现时，她的戒备心慢慢放下，焦虑程度也大大降低了。

坎特尔（Cantle）（1983）对于理解和运用移情进行治疗

的重要性作出了以下有益的评述：

> 移情让我们明白患者的行为中他们无法忍受的、向我们（治疗师）寻求庇护的那一部分，待确定安全之后，才把这一部分用不那么具有被害妄想的方式吸收回去（Cantle，1983：9）。

然而，这些潜意识的交流活动有可能，并且有时候确实对治疗师造成伤害，特别是当患者给治疗师留下被斥责的感受时，就如同他们过去遭受满腹牢骚的父母斥责一样。

反移情

"反移情（countertransference）"这一术语是指治疗师对患者的潜意识感受。主要包括以下两种类型。一是由于治疗师个人的生活体验而引起的不恰当或者不合适的感受。例如，治疗师可能会对患者产生类似对父母或者兄弟姐妹那样的羡慕和敌意。如若治疗师被这些情绪所牵引，那么患者很显然会受到伤害。因此，现在对治疗师的职业操守有要求：即必须在培训时了解他们自己的潜意识心理过程，必须在正式从业后定期接受临床监督。

反移情的第二种类型是指治疗师利用心中所激起的情绪来

尝试理解患者的内在世界。从这个角度而言，治疗师的反移情不是扭曲的感觉，而是一种准确的感觉。例如，面对患者的移情，艺术治疗师的反应会像他们的母亲或者父亲一样对待这些患者（Mann，1988）。通过反思这种情绪，艺术治疗师可以更好地了解患者与他们沟通的方式：即把自己真正当作患者的父母来与之相处。

我们把以上所述的两种反移情的类型明确地分为"主动型"与"被动型"是有好处的（Cairns，1994：304）。前者指治疗师自身内在活跃的感受会阻碍患者的感受，后者指治疗师对患者的感受作出反应。显然，对两者进行区别绝非易事，这也是治疗师在每天的实践中所遇到的最大挑战之一。

艺术疗法中的移情与反移情

如上所述，并不是所有的治疗师都会去处理移情和反移情现象。这是因为，一些治疗师认为绘画本身就是具有治疗效果的，或者认为移情与反移情的产生侵犯或者打扰了创造和治疗的过程（Betensky，1995；Kramer，2000；Simon，1992，1997；Thomson，1997）。对于很多这样的治疗师而言，艺术疗法的核心是艺术，这也是塑造其职业身份的核心因素。相反，有一些治疗师不但承认艺术创作是治疗的必要环节，还同时处理其中的移情和反移情现象（Allen, 1988；Case, 1996；Mann, 1988；Naumberg, 1966）。

在英国，乔伊·沙瑞文在专业领域中有关移情和反移情在艺术疗法中的影响的辩论中，作出了意义非凡的贡献（见Schaverien, 1982, 1987, 1992, 2000, 2005a, 2005b, 2007, 2008）。在协调两种观点时，即艺术创造本身具有治疗性，但同时，移情和反移情的治疗作用也是不容忽视的，沙瑞文（Schaverien, 1995：123）指出，"有时，图画也可以成为移情的客体"。

沙瑞文利用心理学、人类学、哲学的相关理论，特别是卡尔·荣格和恩斯特·卡西尔（Ernst Cassirer）的观点，分析了物质和客体可借助移情反映出患者内在世界的两种主要方式，即替罪羊（scapegoat）和护身符（talisman）（Schaverien, 1987, 1992, 1995）。两种情形下，艺术作品均被投入了大量情感，因此而拥有能量。另外，沙瑞文发现，患者绘制的作品主要有两种截然不同的形式——"概略图形"（diagrammatic image）和"表现性图形"（embodied image）。他认为，两者的区别"反映了在艺术创作中对作品的不同移情作用"（Schaverien, 2000：59）。

概略图形和表现性图形

概略图形是指那些匆忙中的速写，本质上不重要，但却能通过描绘出前期生活中的潜意识和隐匿的情感揭示患者的内在世界。不过，因为这种画作只是对情感进行了描述和展示，因此不是患者感情赋予其中的成果，缺乏感情张力。打个比方，患者可以在自己全无愤怒和伤心的感受时谈论愤怒和伤心的感受。与之相对的是表现性图形：

> 创作过程好像在左右着患者。无论最初的目的如何，任意画的一条线都会影响到最后的画作，绘画过程中一个失误的斑点或者一个记号都是这幅画作的一部分。假设患者创作时并非教条式地遵循其目的，那么其画作便具有了生命力，是画作自身演变的结果（Schaverien, 1987: 78）。

一旦患者在画作中投入了感情，那么创作出的图画就会生机勃勃，被赋予了情感和意义，通过画作的创作过程，患者也能够充分地融入自己的内心世界中。

> 融合在一起的、被"锁定"的画作在纸张上呈现出来时，就表明这个患者有这些情感，而表现出来的这些情感一旦出来

了，就无法逃避，而且它们是独立的。也正是在患者意识到自己感受的时刻，画作的美学价值才不断变化和发展。其作品开始表现出矛盾、对立、冲突。那些被压抑、难以启齿、不堪忍受的情绪找到了出口，在纸张的边框内呈现出来（Schaverien, 1987: 78-9）。

在实践中，概略图形和表现性图形的区别并不像沙瑞文的模式那么清晰明确。事实上，概略图形也并非没有治疗价值，它们可能预示着会出现更多的赋予情感的图形。此外，它还可说明患者也许受到了某种限制，暂时无法在画作中呈现出自己的个人感受。

麦克（Mike）

在艺术疗法中，麦克最初创作的图形描绘了他眼里当时周遭的环境。他认为自己正以一定的速度向砖墙飞驰，这一砖墙在他眼里阻挡了自己与外在世界的沟通，在墙外，在微开的门外，是他对外界平和、静止、安宁状态的渴望（如图4.5）。

以沙瑞文的模式来看，这幅画没有表达麦克真正的感受，而是展现了他想拥有不同感受的愿望，在谈论这幅画以及之前创作的作品时，麦克坚持认为，只要他能够奋力冲到自己问题的那一边，他就会感觉良好，他不愿意去考虑前进路上的问题或者障碍物。

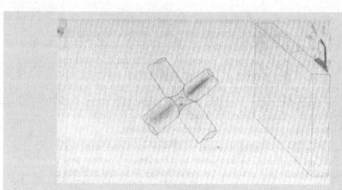

图 4.5

随着治疗的展开，麦克渐渐明白无法简单冲过前进路上的困境。事实上，之前他进行的多次尝试，包括危险驾驶、打架斗殴都无济于事，反而加重了问题的严重性。当麦克正视自己的问题后，特别是他潜在的愤怒和失望的情绪，他的艺术作品越来越具有自己的个性，越来越有情感了。最初的变化是麦克的作品变得杂乱无章了，这是因为他开始更为自由地用艺术材料进行实验创作（如图 4.6）。

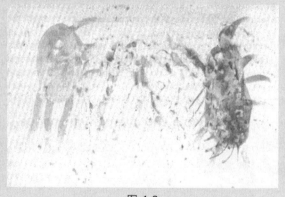

图 4.6

因为害怕失控，麦克最初对自己的改变感到很痛苦。但随着时间的推移，他渐渐发现自己能够创作出表现自己个性语言的形状和形式（如图 4.7）。借助这种正在发展的视觉语言，麦克得以表现并开始探索对家人、对自己的感受。

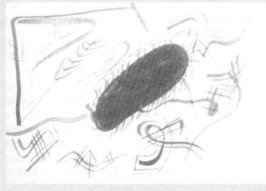

图 4.7

艺术疗法中，患者投入到绘画里的情感对治疗师和患者本身都有着明显的情感影响。沙瑞文（1995）用"美学反移情"（aesthetic countertransference）一词来形容绘画具有扰乱和引诱的作用（也见 Case，1996）。尽管他的观点被一些人，特别是曼（1989，1990b）所质疑，但仍然为英国的艺术治疗师们广泛采纳（Byers，2011；Havsteen-Franklin，2008；Lanham，1998；O'Brien，2003）。

理解和解释图形

人类创造符号的能力是一切人类交流形式的基础。正如欣谢尔伍德（Hinshelwood）（1991：447）所说："人类发展的一大跨越是具备生活在一个远离物质和生物体世界的能力。"精神分析和艺术疗法领域中一个至关重要的问题是个体采用什么方式才能够象征性地运用物体和材料去达到呈现、交流和表达思想、情感和体验的目的。不过，精神分析和艺术疗法有本质区别，前者基本上是一种语言交流，后者的主要观点是：人可以将那些无法用话语表达出的心理状态用符号化的艺术方式表达。在艺术疗法中，主要有两种形式的象征性活动，分别是隐喻和象征形式。

隐　喻

隐喻是一种修辞手法，暗指此物的特征或性质与彼物类似。笔者在写作时曾有多次疑问：我这本书会受欢迎还是遭遇冷漠？读者会觉得有趣还是无聊？我最担心的是我认真撰写的文字被撕成碎片，或者被当成垃圾（Edwards，2011）。

隐喻和明喻不同，前者对两个事物间的比较是暗含的，而后者则是明确的，常用"像"和"仿佛"等词表示。视觉隐喻（Visual metaphors）和语言隐喻类似，只不过它是利用图画来引起某种在所描绘事物之外的情感或观点。比如，一个线条可能表示"紧张"或者"不安"，而某个形状可能被认为是"无畏"的，某种色彩被认为是"震撼"的。

隐喻能有效地帮助我们表达那些难以形容的内容。例如，我们说，"感觉堆积成山的工作压在我身上"，或者"我感到自己快要沸腾了"，其实都是利用了隐喻的手法。隐喻是我们日常生活中必不可少的一部分，我们常在日常语言中运用它。隐喻影响我们思考和感受的方式，也影响我们如何向他人表达和传递自己想法和心情的方式（Lakoff and Johnson，1980）。隐喻式的思考方式极为普遍，有时我们自己都难以察觉其影响。

精神分析理论和其他大多数心理分析模型一样，都频繁涉及隐喻（Colman，2009；Leary，1990）。在艺术疗法中，也有相关概念的使用，比如："客体关系（object relations）""分裂（splitting）""投射（projection）""压抑（repression）""边界（boundaries）""涵容（contain ment）""移情（transference）"（见上文）。弗洛伊德也常在阐述和解释其观点时运用隐喻。例如，他把人脑视为"精神装置"，即精神"能量"得以流动和被抑制的"机器"或者"发动机"（Freud，1980）。正如阿罗（Arlow）（1979：382）所说，精神分析本质上具有隐喻性。

移情也许是精神分析方法中最为重要的工具，它和隐喻其实有着同样的含义，均指把意义从一个环境传递到另一个环境。精神分析中的移情代表着一种跟分析者关系的隐喻性误读。

霍尔姆斯（Holmes）（2004：214-5）进一步发展了这个观点，他说：

我们可以把移情理解为早期儿时的经历转移到与治疗师关系中的一种特殊隐喻。和诗歌中的隐喻一样，这种移情关系既是事实，也是虚幻的，似是而非。

从弗洛伊德开始，各个精神分析的流派都利用隐喻来描绘大脑运作的方式，有许多观点还被吸收为艺术疗法中的语言。例如，萨兹伯格—维坦伯格（Salzberger-Wittenberg）（1991：27）注意到，人们擅长利用身体，特别是消化功能的隐喻来描述心理状态：

我们说"吸收"知识和经验，"让人恶心"的观点，"消化"事实，"倾吐"烦恼，"挤出"脑子里无用的想法，这其实是把它们当成了有形的实体。

通过这些隐喻，我们得以表达出潜意识幻想（unconscious phantasies），反映出我们涵容或者驱逐某种情绪经历的方式。因此，"踌躇满志的人会觉得自己知识渊博、经历丰富，是浓情厚谊的人，而郁郁寡欢的人则会感到空虚，身边尽是垃圾环绕"（Salzberger-Wittenberg，1991：27）。

通过象征性的过程，我们把不同的情境经历基于近似性和相关性建立起有意义的联系。借助艺术和日常用语，我们表达隐喻的概念，向他人传递那些难以描述的内容（Siegelman，1990）。在艺术疗法中，患者常通过隐喻式的绘画来表达或者唤起某种情绪或感受，如孤零零的一棵树可能表明一种孤独、绝望的心情，爆发中的火山则表明一种愤怒（如图4.8）。

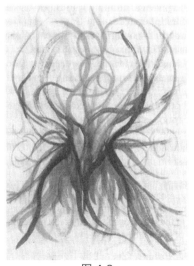

图4.8

当患者无法（看似无法）利用隐喻性的方式利用图形时，一些艺术治疗师会采取视觉训练，如鼓励患者把自己想象为动物或者无生命的个体，并且把自己以这种形式呈现在绘画中（见Liebmann, 1999）。如果患者在治疗中自然地使用了隐喻，无论是对话还是艺术创作，艺术治疗师就得注意隐喻如何帮助他们表达或者阻碍其思考的方式。

关于这一点，亨泽尔（Henzell）（1984：25）对"结构性隐喻"和"非结构性性隐喻"进行了区分，有利于人们对这两种隐喻的理解。

> 结构性隐喻是向检查开放的，事实上，它们主动要求接受检查，常以"仿佛"开始；而非结构性隐喻是封闭的……即某个行为表达的特殊方式及其中的象征性暗示，都是隐蔽的、潜意识的，无法通过意识性活动展现出来。

若是患者能对"非结构性隐喻"或者"死"隐喻（dead metaphors）表达个体感受和心情的方式加以重视，并创造新的、"结构性的""活的"隐喻，就能够表达字面意思之外的含义。换言之，他们要清楚，自己并非要"爆炸"，而是感到"不安""受伤""发怒"，或者就是纯粹的生气。通过改变看待事情的方式，个体也可以开始改变自己理解并感知事情的方式。正如奈特（Knights）（1995：67）所说，"新的隐喻的出现意味着全新的概念模型被采纳了"。

象 征

象征与隐喻的功能类似，也是把一事物，如物体、观念或感受与另一事物联系起来，表示事物本身之外的特征。然而，和隐喻有所区别的是，象征的意义不仅限于一个。正是由于象征不精确的特征，它们才成为情感力量的源泉（Jung，1978）。此外，象征是通过不断重复获得意义的，这一点与隐喻恰恰相反。

在艺术疗法中，患者所创作的艺术作品的象征意义并不总是显而易见，需要一定时间去理解。因此，治疗师就必须学会忍受这种不确定性，避免过早地下结论，误读了艺术的本意。这是因为：

- 首先，象征意义的获得取决于其所诞生和被使用的环境。例如，一幅画中的一栋房屋可被理解为某个地方，也可能表示自我。
- 其次，象征可能是私人的或者公共的，也可为两者的结合。在毕加索的作品中，公牛象征着他的国籍（西班牙传统文化中的概念），也象征着他自己，特别是他的男子气概（Berger，1965）。在艺术治疗中，患者有可能用两者结合的象征方式描绘物体，运用材料，进行上色。例如，红色可代表激情、危险或者愤怒，也可以表示更加私人化的情绪和联想。

- 最后，由于象征本身的矛盾性或特征，一幅图画的意义可能是外显的，也可能是掩藏的，可能是有意识的，也可能是无意识的。因此，这要求治疗师必须努力探索这种意义的模糊性，了解其多元的意义表达；请参考积极想象（active imagination）词条。

格里（Gerry）

格里快 20 岁了，是一个饱受挫折、恐惧多疑、脾气暴躁的年轻人。多年来，在我与他的接触中，我们探讨了各种话题。他总认为自己不受欢迎，并且对自己的男子汉气概表示怀疑，因此，害怕无法享受人际关系的温暖。他最担心被羞辱，这与他害怕被爱（因为爱随时可能消逝）有关。这种想法导致他对人有很强的敌意。虽然格里多数情况下将这种敌意隐藏起来，但它却让格里害怕，这导致他先向警察，然后是精神病专家寻求帮助，他希望自己被关起来。

为了保护自己，格里总是把自己搞得很神秘。没人认识他，他没有朋友。在工作中，他被自己树立成一个奇特的、有些许威胁性的"孤独者"，而这种名声随着他对一些连环杀手，如皮特·撒特克里夫（Peter Sutcliffe）和丹尼斯·尼尔森（Dennis Nilsen）的认同，并开始模仿他们的一些做法而更加响亮了，这让周围的人觉得他是个危险人物。因此，格里在有人的时候压抑自己，私下一个人的时候才敢满足自己的想法。格里之所以被介绍来接受艺术疗法，是因为别人听说他满足自我情绪的方式之一便是画画。在格里眼里，这些画是他的"私人涂鸦"（secret doodles），他可以在画中表达自己被压抑的想象力。

　　一方面，格里渴望满足自己暴力和施虐的欲望；另一方面，他却担心这样做的后果，这让他在艺术疗法的伊始感到困惑。因此，探索他的明与暗这两方面会对他的治疗产生关键性的影响。格里常常运用视觉模糊来达到这一目的，正如图 4.9 所示，一些谩骂的词语隐藏在任意涂画的迷雾之中。

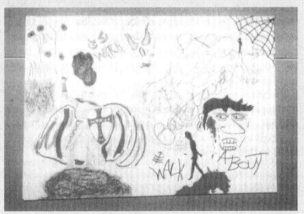

图 4.9

　　通过他自创的一套精细的象征系统，格里在他的艺术作品中找到了发泄主宰自己冲突与困惑的内在世界的方式。这些画的内容通常是让人胆战心惊的坟场，加之恐怖电影的元素，并与更为私人化的情绪和幻想结合起来。在图 4.10 中，格里利用一系列在早期画作中运用过的象征手法来表达他对之前所住医院的员工的感受。

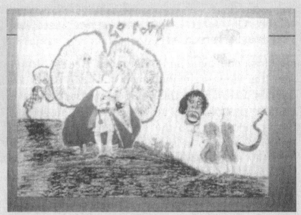

图 4.10

在这幅画中，格里描绘了内在世界和外在世界。中心人物是一个身着盔甲的骑士，代表着一个全副武装，即将与右边那些戴着面具的人物进行战斗的英雄式的自己。右边是弱不禁风，没有武器的人物形象，这显然代表着医院员工。栖息在骑士肩头的是两个恶魔。格里告诉我，这些恶魔想要试着左右他的思想，而且只有他自己才能看得见。画面左后方是一匹马，同样孱弱不堪，被那股无形的力量所震慑住了。格里说，虽然自己能够抗击人类敌人，但他的武器和盔甲对于抗衡那些无形和恐怖的恶魔来说无济于事。

在治疗中，格里常常又揭示又隐藏自己的恐惧和兴趣，这导致治疗以一种高级的捉迷藏或者侦探的游戏形式进行。通常，这意味着我必须尝试对他的艺术作品进行解码，这对我而言挑战巨大，而且我总是不得要领。我和不幸的华生医生（Dr Watson）一样，总是无法搞清楚我眼前的东西。

弗洛伊德式的象征

在研究梦（Freud，1995，SE，Ⅳ and Ⅴ）的过程中，弗洛伊德逐渐发现，由于受到压抑，并且为了躲避检查，潜意识只会以伪装的方式间接表现出来。他认为，这种伪装受到隐喻和象征的影响（Petocz，1999）。精神分析其实是基于这样一种理念进行的，即梦的形式和艺术作品在其显现的和表层意义上，与隐含义和潜意识意义有着显著区别。不幸的是，据瑞克劳夫特（Rycroft）（1981：73-4）观察：

> 如果弗洛伊德理论没有引入一个令人困惑又复杂的因素，那么一切都会变得那么一帆风顺。那就是，弗洛伊德提出，梦中出现的象征与其他象征有着显著区别……从严格的精神分析的角度来讲，真正的象征是那些可以表示被压抑的观点、情感和欲望的象征。"只有被压抑，才能被象征，只有被压抑，才需要被象征。"

欧内斯特·琼斯（Ernest Jones）是一个传记作家，也是弗洛伊德的亲密同事。最初，象征化的概念就是由他在1916年的一篇文章《象征化的理论》（*The Theory of Symbolism*）中提出的。从这个角度来看，象征化的过程本质上是属于病理学范畴的，是一种表示精神病而非健康的概念。此外，根据弗洛伊德的象征理论，需要被象征的东西其实相对来说是比较少的，而且大多局限于家庭关系、身体和性行为。换言之，所谓的弗洛伊德式象征只不过是对客体或者经历的替代。因此，在梦境中，男性的生殖器可能会被那些"类似其形状的、长条的、直立的东西，如棍子、雨伞、支柱、树木等"所象征（Freud，1979a，188）。

但是，由于精神分析本质上是言语实践，当我们把艺术作品转换成文字的时候常常会遭遇各种困难。麦克拉根（Maclagan）（1983：10）曾说：

> 虽然弗洛伊德谴责那些随意、松散的潜意识画面思维，但他对这种画面的诠释和解读，几乎都表现出某种在画面与言语化的想法之间的相对完整和对等的契合。弗洛伊德似乎相信艺术式的思维和潜意识的想象都遵循着和象征性艺术一样的原则。

麦克拉根（1983：10）还指出，"当画面不遵循这些原则的时候，即画面不具备抽象性时，利用弗洛伊德模式进行分析便异常困难"。也就是说，当面对没有比喻意义的画作时，弗洛伊德模式也束手无策。弗洛伊德派的精神分析过于关注画面对潜意识的表现，而忽视了更为精彩和迫切的一个问题，即为何一切形式的创造都具有价值和重要性？

后弗洛伊德派观点：关于象征的本质和功能

虽然弗洛伊德对于象征的本质和功能的观点曾一度产生了巨大影响，特别是对于精神病患者创作的图像的理解产生了影响，但后来的精神分析专家对其中的某些观点表示怀疑并进行了修改。除卡尔·荣格（1978）作出的重大贡献以外，后弗洛伊德时代的精神分析学家，包括梅兰妮·克莱因（Melanie Klein）（1975）、玛丽安·米勒（1988，1996）、查尔斯·里克罗夫特（Charles Rycroft）（1981）、汉娜·西格尔（Hanna Segal）（1986，1991）和多娜·维考特（Donald Winnicott）（1980）等人试图区分健康的象征和病态的象征。

例如，玛丽安·米勒（1996）对公认的弗洛伊德式的象征观提出挑战，弗洛伊德式的象征观认为象征是被压抑的潜意识矛盾和焦虑的产物。而在米勒看来，回归到一种思想和事物都难以辨别、融为一体的精神状态，即便是暂时性的，对于发展健康的情感和创造力也是不可或缺的。艺术的一个基本功能便是为这种幻想提供空间。在米勒看来，象征的重要性在于它能够改变和整合经历的能力（Milner，1988，1996）。

梅兰妮·克莱因也挑战了弗洛伊德的象征观。在运用"精神分析游戏法"（Psycho-Analytic Play Technique）对儿童进行治疗的过程中，她发现这些小患者所能接触到的玩具和艺术材料不仅反映了它们本身对这些患者来讲是充满情趣的，而且通过游戏，它们承载着各种不同的象征意义。

> 游戏分析表明，象征使得儿童不仅把兴趣，而且把幻想、焦虑、愧疚转移到其他客体而不是人的身上。通过游戏，儿童感到压力释放，可见，游戏对于儿童是多么重要（Klein, in Mitchell, 1986：52）。

克莱因指出，儿童或者贪玩的成人在游戏时，尝试通过象征化的过程来创造一个更为有序的内在世界，同时，也得以表达出自己对于周遭世界的焦虑情绪。

虽然克莱因理解游戏的方式与弗洛伊德释梦的技术类似，但她坚信独立地理解象征是毫无意义的。"我们必须考虑每个儿童在运用象征时的某种情感、焦虑，以及分析中的整个大环境"（Klein, in Mitchell, 1986：51）。因此，克莱因与她的追随者都尤为重视象征形成的过程（见 Sayers, 2000；H. Segal, 1978, 1986, 1991；J. Segal, 1992）。

象征的形成与象征等式

当无法将自身与"客体"（objects）（包括外在世界的人和物体）区分开时，就意味着我们很可能是患上了严重的精神疾病。克莱因派心理分析学家汉娜·西格尔讨论了在这其中象征的重要性（Segal，1986，1991）。她对自己命名的"象征形成"（symbol formation）和"象征等式"（symbolic equation）进行了区别。

当我们形成并使用象征时，我们以此物替代了彼物。不过，在这个过程中我们能意识到两者间是不同的，是相互区别的。相比之下，象征等式则是指人与客体交织在一起。西格尔认为，这种现象在那些难以形成和自由使用象征的患者中尤为明显，例如，疯癫症和精神分裂患者。为了对此进一步阐述，西格尔以同种象征"小提琴"为例，分析了两种截然相反的象征作用方式。

> 患者 A 是一个精神病院的人格分裂患者。一次，医生问他为什么在生病之后就不再拉小提琴了。他带着暴力倾向答道："为什么？你难道让我在公共场所自慰？"
>
> 一天晚上患者 B 梦见自己和一位年轻女士正在进行小提琴二重奏。他梦见自己挑逗女孩并且发生了自慰。从中我们可以看出，小提琴象征着他的生殖器，而拉小提琴则象征着他正因对女孩的性幻想发生了自慰行为（Segal，1986：49）。

西格尔关于"象征形成"与"象征等式"区别的观点有助于艺术治疗师分析患者把自身情感投入到画中的方式，并理解其在治疗中的使用。例如，有些患者认为涂料和黏土就像排泄物一样，并对此进行各种消极或积极的联想（Aldridge，1998），而对于一些患者来说，涂料和黏土就是排泄物，因此会退避三舍。

后弗洛伊德精神分析学家，如克莱因、米勒、西格尔和威尼克特，帮助艺术治疗师建立了一个观念工具，利用该工具，可以将研究范围扩大至个人象征的解释之外，有助于治疗师对图像创作中象征过程的心理意义进行衡量（见 Simon，1992，1997）。

精神分析和艺术诠释

尽管许多艺术治疗师已经广泛运用精神分析理论来加深对于"内心世界"及其想象性的产物的认识，但要完整解释并理解象征性图像仍会是特定的、长期面临的一个艰巨挑战。麦克拉根（2001：13）指出：

> 精神分析的一大魅力在于它有自身迂回曲折的逻辑，然而同时又超越了正常的证明标准。通过创造出一个与意识相对立的潜意识的海市蜃楼，精神分析（至少是弗洛伊德派）构建了一个解释绘画的隐含义的模型，这与其宣称要分析创造性作品的初衷其实是背道而驰的……精神分析强调深度，而不是停留

于表面，这将一幅画的"肤浅"的美学价值与其内在的潜意识意义区分开来。

精神分析理论提供了一种理解方式，但无论这些理论多么权威，我们总可以从其他角度去解读。艺术史中充满着各种宗教的、神学的、寓言式的象征系统，也不乏许多相当具有个人色彩的象征。这些象征系统不时被用于把抽象的概念和心理状态变得物质化、具体化（Graham-Dixon, 2008）。

艺术疗法中创作的作品不能单纯地被视为患者对其压抑或者矛盾的内在世界的表现，否则，绘画本身、绘画中的情感张力、美学特征和创作环境的价值就毫无价值了。我们应该把绘画独立出来解读，看它是否表现了患者某种伪装的症状、缺陷或者疯癫。

艺术疗法中所创作的图像和物品有着多层意义，对其进行解读有助于治疗师了解患者的心理状态。即便在画作中使用了我们熟悉的图案或者象征，其意义也是具有个人色彩而又特别的。关键是要搞清楚这些图像、隐喻、象征的使用及理解方式。在艺术疗法中，治疗师与患者之间（或者在集体治疗中，患者与患者之间）应对图像的隐喻义和象征义进行探讨与协商。艺术治疗师可能常常向患者指出，图像除了具有预先的含义外，还有另外的一个意义，但这不意味着一种意义要取代另外一种意义，相反，应理解为增加意义："好的解读应该不是患者的密码口令，而是他们内心可以欣然接受的"（Phillips，1988：143）。

精神分析为艺术疗法提供了一种现成的语言，因此，它对艺术疗法的影响是巨大的。有了这种语言，艺术治疗师可以对自己工作的方方面面进行思考和表达。而没有这种语言，艺术疗法将难以立足和发展。不过，斯凯弗（Skaife）（2001：41）也指出，"艺术疗法可能正在受着精神分析语言的阻碍"。这给艺术治疗师们提出了一个值得思考的问题：即治疗师究竟应如何利用精神分析理论，如何在保证充分有效的同时又不过于进行精神分析式的还原，还不能忽视艺术创作的美学价值，请参见麦克拉根（2001）对此话题的全面论述。

在相关学科，如心理咨询和精神疗法发展的影响下，艺术治疗师倾向于把"概念和技巧融入自己的实践中，建立一套相互串联的具体理论而不是"普遍理论"（McLeod，1997：21）。如今，精神分析理论对于艺术疗法实践的影响显而易见，同时，我们还要看到，在追求自我职业发展的今天，治疗师们正根据其工作的具体情况，结合理论分析成果，不断使用并修正某种治疗方法，以求治疗效果的提升（Wood，2011b：53）。因此，当代艺术疗法领域的一大趋势是把精神分析理论融入临床实践中，而不是受其牵制甚至由它决定艺术疗法的理论和实践。

扩展阅读

Further reading

Laplanche, J. and Pontalis, J.B. (1988) *The Language of Psycho-Analysis*, translated by Donald Nicholson-Smith, London: Karnac and The Institute of Psycho-Analysis.

Maclagan, D. (2001) *Psychological Aesthetics*, London: Jessica Kingsley.

Rycroft, C. (1979) *A Critical Dictionary of Psychoanalysis*, Harmondsworth: Penguin.

Schaverien, J. (1992) *The Revealing Image*, London: Routledge.

Siegelman E.Y. (1990) *Metaphor and Meaning in Psychotherapy*, New York: The Guilford Press.

Wood, C. (ed.) (2011b) *Navigating Art Therapy*, London: Routledge.

Useful websites

Institute of Psychoanalysis: www.psychoanalysis.org.uk/

International Psychoanalytical Association (IPA): www.ipa.org.uk/

Squiggle Foundation: www.squiggle-foundation.org/

5. 艺术疗法在实践中的应用

本章提要

本章探讨艺术治疗师的实践问题，主要涉及转诊程序、评估、单人和小组治疗、治疗结束等几个方面。文中提供多个案例用以阐释说明。

艺术疗法在实践中的应用

艺术疗法的实践方式是由多种因素决定的。除了治疗师的背景、培训和理论倾向以外，患者的具体需求、治疗场所也会影响艺术治疗师的实践活动。毋庸置疑，儿童患者在接受治疗时就应该采取与成人精神病患者不同的治疗方式。

此外，不同的工作对象也会产生不同的实践方式。例如，有些治疗师是某个工作团队的一员，为某特定的患者群体（如门诊精神病患者）提供特殊服务（Greenwood，2011），如中风康复服务（Michaels，2010）。而一些治疗师在大型机构中从业，一对一接诊病患，患者面更广。不同的工作环境要求治疗师有针对性地应对挑战，具体问题具体分析，而不能本本主义。因此，根据各自擅长领域的不同，艺术治疗师们制订了多元的工作和职业操守，例如，监狱和司法艺术疗法（Banks, 2012; Gussak, 2009; Teasdale, 1997, 1999）、儿童艺术疗法（Case and Dalley, 2007）、家庭艺术疗法（Kerr et al., 2007）、较老成年人患者艺术疗法（Huet, 1997; Perry Magniant, 2004）、精神创伤艺术疗法（Collie et al., 2006; Lyshak-Stelzer et al., 2007; Talwar, 2007）。

尽管如此，艺术治疗师们还是为治疗的实践制定了一套适用性更广的原则。在英国，这些原则发表在由英国艺术治疗师协会出版的两个文件中：《艺术治疗师道德准则和职业从业准则》（*Code of Ethics and Principles of Professional Practice for Art Therapists*）（British Association of Art Therapists, 2005b）与《成员守则》（*Guidelines for Members*）（British Association of Art Therapists, 2005a）。这些文件的颁布有助于指导艺术治疗师的工作实践，也有助于向接受治疗的公众进行宣传，并保护患者的权利。两个文件讨论了一系列关于进行艺术疗法的道德和实践问题，包括：职业能力和操守、临床监督（clinical supervision）、知情同意（informed consent）、医患保密（confidentiality）、医疗记录（record keeping）、治疗环境最低要求和临床责任（参见第7章）。

不过，对于许多治疗师而言，如何把这些原则贯彻到实践中仍然是一个困难重重的问题，这对其工作也有着巨大的影响（Edwards, 1989, 1993b）。

原则的贯彻执行

治疗师虽然已经充分了解并且正式认同了艺术治疗的工作性质和要求与其他专业不同，但在日常的实践中还是会遭遇各种问题。而对于那些未能充分认同、尊重和理解艺术疗法的贡献的治疗师来说，把艺术疗法贯彻到实践中更是举步维艰，他们也无法为其所在机构作出积极的贡献。

由于艺术疗法的主要方式是用视觉进行情感呈现和表达，有人认为它对患者的"现状"造成了威胁，因为它释放了那些本该被限制和封存的情感。因此，即便治疗师们接受了良好的培训并积极投入工作，其开展和维持良好治疗实践的能力依然受到所在机构性质的影响。这是因为这些机构（如医院）建立了一套伊莎贝尔·门芝·丽斯（Isabel Menzies Lyth）命名的"社会防御系统（social defence systems）"（Krantz, 2010; Menzies Lyth, 1977）。

门芝·丽斯认为，社会防御系统的建立有助于形成机构化的防御体系，以应对（个体）患者因其任务难以完成而产生的焦虑感。在精神健康治疗中，这种体系要求机构和治疗师要特别关注那些情绪低迷、有自杀倾向、重度焦虑、疯疯癫癫的人。

> 社会防御体系是随着时间建立起来的，是机构成员间建立的一种默契的互动和约定，通常是无意识的。社会机构化的防御体系由此变成了一种机构中新老成员与外部现实相处的一个方式（Menzie Lyth，1977：10）。

门芝·丽斯的研究对于那些希望把自己的实践整合到所在机构的治疗师而言有着重要的意义，尤其是帮助我们了解到其他机构成员也经历着重重困难（见 Obholzer and Roberts，1997）。

实际问题

正式开始艺术疗法前，治疗师需要注意几个实际的问题。首先，最为重要的是确立一个合适的治疗场所，要空间隐蔽，便于患者创作绘画，能保护患者的隐私。理想状态下，一个艺术疗法的空间应符合以下几个基本条件：宽敞明亮，隔音效果好，隐蔽性强，配有水槽，有自来水供应，桌椅齐全，有与患者年龄相匹配的绘画材料，以及安全的储存设备（British Association of Art Therapists, 2005a）。

不过，治疗师也会经常面对恶劣的治疗环境。例如，有时因空间限制而导致无法使用充足的绘画材料。虽然这不一定会破坏艺术疗法的进行，但患者在这种情况下所接受的治疗与在那些专门用于艺术疗法的画室中是完全不同的；见凯斯和达利（1992）、爱德华斯（2010a）、爱德华斯等（2011）、伍德（2000）对艺术疗法中画室的重要性的讨论。

艺术治疗师苏珊·阿拉克（Susan Allaker）回顾了自己开办治疗场所的情形：

这张照片（图 5.1）拍摄于 2011 年 2 月，图片展示的是我目前使用的、也是与同事共用的一间艺术疗法治疗室。我是儿童与青少年精神健康服务（CAMHS, Child and Adolescent Mental Health Service）小组的一员，从 2010 年 3 月起，我们从原先在医院另一边的办公室搬到此处工作。该房间可以由其他员工用于其他用途，但主要用于艺术疗法。

该照片拍摄于冬季，窗外一片漆黑，只有房间内的灯亮着，该空间似乎给人以"冷漠"感。不过，到了夏季，房间敞亮，空气流通，窗外有迷人的花园。与我之前使用的房间相比，这个房间由于统一涂成了白色，给人一种更强烈的"医院"之感。房间内的设施与之前并无改变。

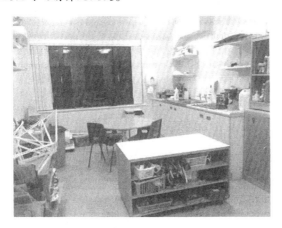

图 5.1

在开始几个月，因为搁板搭建未完成，我们等了很长时间才解决了房间内储藏的问题。图片中未能展示出来的是角落里两张舒适的椅子和一个小的咖啡桌。这些椅子为患者开辟了一块暂时远离艺术疗法的空间，他们能够休息或放松心情，这对于患者（尤其是青少年患者）来说是极为有益的，我们也可以与儿童患者的父母在此讨论他们的病情。

和以前的那个房间一样，这个治疗室为我们有效地开展家庭成员的艺术疗法提供了便利。由于我刚搬来这里工作不久，与之建立的情感还没有前一个房间那么深，不过我认为随着时间的推移，我会逐渐喜欢上这里，我也希望它能不断发展。

另外，房间内的绘画区和休息区是分开的，这为患者创造了隐私空间。接受治疗的儿童和青少年无一例外都认为在这里绘画很方便。我还常常和儿童患者们四处转转，让他们自行决定使用何种绘画材料（Allaker，2012，私人书信）。[1]

同事之间的联系

由于艺术疗法通常是心理治疗服务的一部分工作，治疗师的一项工作便是与同事、精神科专家、职业理疗师、护士、社工、教师等保持联络并互通信息。在艺术疗法较为成熟的机构，治疗师们通常遵循一套统一的关于记录和交换患者隐私信息的程序和协议（British Association of Art Therapists，2009a）。然而，在其他一些刚刚开展艺术疗法的机构，创建并获取这些信息网络是费时又费力的一件事。

通常，这种信息共享和合作的形式有：案例讨论和其他会议，通过临床记录、撰写报告和信件提供治疗反馈。虽然这并非艺术治疗师工作的核心部分，但却是必不可少的，因为只有通过合作交流，治疗师们就艺术疗法才能更好地达成共识，才能作出充分的、具有影响力的关乎患者治疗的决定。

---

1 所举内容的更多详情请参见以下网址 http://eprints-gojo.gold.ac.uk/456/1/Allaker.pdf（2013-02-09访问获取）。

转诊程序

患者正式开始艺术疗法前需出具书面的转诊材料。对于成人患者来说，转诊决定是经多个相关部门讨论会诊之后作出的，并通常由负责患者治疗的全科医生 (GP, General Practitioner) 或者精神科顾问医生 (Consultant Psychiatrist) 开具。若是患者自己希望接受艺术疗法，他们必须"在与治疗师初次接触后，自己提供一份书面申请材料" (British Association of Art Therapists, 2005b)。

很多治疗师通常会使用一份标准的申请表来决定转诊是否合适。这份表上除了包括患者的背景信息（如患者姓名、地址、年龄）以外，还要注明患者的病情及转诊的原因（如图 5.2 所示）。

患者被转诊接受艺术疗法有各种各样的原因，通常是请求艺术治疗师：

- 帮助患者表达情绪。
- 帮助患者更好地认识自己的问题。
- 保持或者提高患者的生活质量。

不过，转诊人或者患者提出艺术疗法的申请还要经过评估，因此不一定都能获得批准。

艺术疗法转诊表

　　该表可由医疗团队中的任意一人填写，但须由患者的注册医疗官（RMO，Regidtered Medical Officer）再次签名确定，填写完成后，将此表交给艺术治疗师。

患者姓名：

病房：

注册医疗官／注册社区（RC，registered community）：

责任护士：

转诊缘由：（请在合适的选项框中打勾）

1	仅作评估	
2	患者与医院员工关系紧张，希望能得到改善	
3	借助艺术方式，帮助患者表达心理矛盾	
4	患者自卑	
5	患者不擅长发展或维持人际关系	
6	患者曾经历与他人隔离的感觉，有孤立感	
7	艺术疗法能更安全地帮助患者控制并分析自己的情绪失控	
8	艺术材料能作为医患交流的良好方式	
9	其他原因（患者表现出的或者转诊人观察到的），请在下面详细列出	

转诊人：

职称／职位：

注册医疗官签字：

转诊日期：

仅限心理治疗师填写：

接收转诊日期：

初次约访日期：

接收与治疗时间间隔：

图 5.2

评估和病例构建

患者被转诊艺术疗法时应首先接受初步的约访，其目的是评估艺术疗法是否为最合适的治疗方式，并形成对患者所需解决问题的共识。该评估过程的其中一个重要环节是病例构建，用艾伦（Eells）（2010：4）的话来说，就是"对患者的问题、原因和其心理状态、人际关系和行为问题的影响的假设"。其主要目的是确定治疗的目标以及实现目标的最佳方式。

雅克布（Jacobs）（2012）认为，在病例构建中，治疗师应考虑患者的过去，雅克布称之为"再现过去"（the presenting past），即患者的个人经历（包括心理状态变化、教育、健康、就业情况等）、过去的关系对患者的影响、生活变化和经历以及对患者的影响意义。另外，还需考虑塑造患者自我认识和世界观的社会、文化和宗教因素。此外，了解患者艺术创作的经历也是病例构建的一部分。

由于治疗师在不同治疗机构工作，又医治过不同的患者人群，因此，他们对于判断某个患者是否适合艺术疗法有着各自的标准（Case, 1998; Dudley, 2004; Gilroy et al., 2011）。实际上，评估转诊申请应具体问题具体看待，要考虑患者与艺术治疗师能给本次治疗关系的建立带来什么。在评估过程中需要考虑的几个因素如下：

- 患者使用可利用的艺术材料工作的意愿。
- 患者运用隐喻和象征探究其问题所在的能力。
- 患者是否作好了反思其艺术潜在意义和象征的心理准备。
- 患者积极参与解决自身问题的动机。
- 患者为改变自己的生活作了什么样的准备。
- 患者忍受恐惧和其他不安情绪的能力。
- 患者形成并维持有意义的治疗关系的能力。

若患者对艺术创作持冷淡的态度，无法进行象征化，无法理解抽象概念（这被称为"具象思维 [concrete thinking]"），同时出现过度的付诸行动的行为（acting out），那么他就不适合接受艺术疗法。

在评估过程中，治疗师会让患者进行图像创作，讨论患者的个人经历、面临的困扰以及让他们说明为何相信艺术疗法能起作用。在这个阶段，让患者使用绘画材料有助于评估他们是否有用隐喻或象征方式解释其绘画的能力。治疗师对患者作品的情绪反应和患者把自己与其作品联系起来的方式，可以为了解患者的问题和他们的心理状态提供宝贵的信息。

本（Ben）

本是自己申请转诊艺术疗法的一位私人付费患者。他说申请的原因是感到压抑，难以用语言表达自己的感受，这让他深感沮丧和生气。他担心这些负面情绪会伤害身边他爱的人，从而使自己再次陷入情绪低迷。在过去几年中，他接受了各种形式的心理咨询和药物治疗，但效果都不明显。

在我们第一次见面时，本讲述了自己的家庭情况。他是家里4个男孩中最小的一个。他描述自己的家庭是一个"拥有学术成就和学术竞争"的家庭，父亲是科学家，母亲是"家庭主妇"。不过，他们已经去世了，父亲死于心脏病，母亲比父亲去世早几年，死于癌症。本与父亲的关系不好，他认为母亲过早去世是父亲的原因，他还责怪父亲"逼迫"他成为学术上的专家。在他眼里，母亲很慈爱，但一直忙碌，父亲控制欲太强，容易激怒，是一个忙忙碌碌总有干不完的事情的家伙。

相反，本骄傲地说自己是一个完成任务者，有一点完美主义，但他也承认这样有时容易让他对自己和他人失去耐心。在我们探讨他的问题时，本把他过去的不快乐归咎于父亲，把近期的不快乐归咎于妻子。本似乎总是在寻找一个人或物，并把自己生活中的不幸和不完美归罪到他们身上。若是无法找到归罪对象，他就责怪和惩罚自己。

本以前是一名教师，但职业发展不顺，他现在是一个自由撰稿人。由于工资不稳定，妻子常常与本吵架，但本很享受一个作家特立独行的生活。他认为，写作也给他提供了充分发表自己意见的机会，还可在心理矛盾时找到安慰。另外，在闲暇时间，本也画画，但"只是作为一个兴趣，从未当真"。他希望接受艺术疗法的原因之一是在某处读到他的偶像温斯顿·丘吉尔（Winston Churchill）也曾通过绘画来进行治疗。

在我的建议下，本在我们第一次见面时带来了一些自己的绘画作品（主要是风景画和对大师作品的临摹）。我让本挑出其中他觉得特别重要的一张，结果，他选择的是一张用木炭画的海里的帆船（图5.3）。

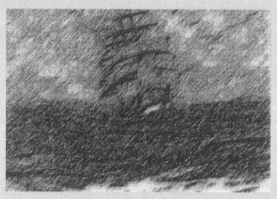

图 5.3

本说这是他临摹的挂在家里客厅的一幅画。不过，他并没告诉我那幅画是他从父母那里继承的，而且从他小时候起就一直挂在显著的位置。当我询问本喜欢原画且临摹它的原因时，他说，他也不确定，只是常常感觉那幅画表达出了自己一种想在任何时间、任何地点自由自在旅行的愿望。本停顿了一会儿，然后说道，他喜欢那些帆船能在水面上自在轻松地航行。不过，仔细观察该画，我发现，由于海浪汹涌，帆船的行进过程其实非常艰难。

当我把观察此画后的想法告诉本时，他似乎有点受伤，认为我明显是在批判他的绘画能力。他说自己曾花了一番苦功来临摹，但仍然对画中的海洋不太满意，整幅画并未达到他的预期。本希望我提出一些改善的意见，但我拒绝了他的请求，我告诉他，"无论你自己认为画中有多少技术性的缺陷，但这幅画却反映了你的心理状态和内心矛盾。你觉得未能达成自己的预期，其实这和你感觉无论你多努力仍然辜负了父亲的期望是同一个心理。这幅画其实表达了你的真实感受，而没有理想化地展现事情本该有的样子"。画中的帆船其实就和本一样，都在艰难中前行。

我说此番话的目的并非怀疑本对其绘画意义的理解，而是希望能给他提供解读多元化的可能性，并判断他对此的接受程度。刚开始，本感到不安，他认为自己的无心之作展现了自己太多的内在世界，这是他所不愿意看到的。但随着时间的推移，本却能够积极地对画作的隐喻义进行解读。从画作本身出发，我和本探讨了这幅画讲述了如何在不清楚前进方向时寻找安全停泊点的心情。总的来说，我认为这次的讨论为我们正式开始艺术疗法提供了坚实的基础。

并非所有转诊为艺术疗法的患者都适合接受此种方式的治疗，例如，患者可能无法或不愿意通过艺术来探究其心理问题，或者对艺术疗法抱有不切实际的预期，无法与治疗师形成良好的关系。此时，治疗师应向转诊人说明无法向患者提供艺术疗法的原因，并提出其他治疗建议。

签订合同

当患者通过评估，可以接受艺术疗法时，治疗师会与患者或其父母、法定监护人或者看护人签署一份内容清楚明晰的"合同（contract）"。合同上注明了提供艺术疗法的原因、类型、预期效果、疗程次数、治疗频率、时间和地点等细节，并作为一份正式记录保存在患者临床日志中。

在这个阶段，治疗师还会和患者讨论并确定艺术疗法的基本规则。若是私人治疗，治疗师还会与患者确定治疗费用、付款方式、疗程次数、假期安排、医患保密协议。此外，治疗师应再次确认患者是否自愿同意接受艺术疗法，他们是否了解可能的风险和效果。如果患者是儿童或者有学习障碍的人，治疗师应向其父母或监护人征求知情同意。

在评估过程中，还应确定患者治疗的方式：单人或者小组艺术疗法。

单人艺术疗法

由于患者群体广泛多样，我们无法用一个明确和简单的标准来判断究竟哪些适合个人治疗，哪些适合小组治疗。此外，治疗师在作出此决定时，还会参考自己的理论倾向、背景、培训和专业领域，这其中还包括是进行个人治疗还是小组治疗所具备的额外才能。因此，不同的治疗师擅长且具备资质的治疗类型是不尽相同的。

虽然小组艺术疗法广为运用，能达到单人治疗无法实现的一些效果（见下文），但对于很多患者以及对于很多治疗师而言，单人治疗仍是治疗方式的不二选择。这其中的原因错综复杂，但人们认为，单人艺术治疗具有灵活性、私密度以及一对一的医患关系带来的情感亲密程度等优势。

对于一些患者来说，采用单人治疗是因为他们的心理问题主要是内在的，而非人际关系上的；而对于另一些采用单人治疗的患者来说，他们因为孤僻离群，无法充分参与小组治疗。

短期和长期艺术疗法

艺术疗法的时长是由治疗师根据其对患者病情的评估决定的，有短期和长期两种。然而，由于控制成本和减少等候时间的需要，许多治疗师无法开展长期治疗，即便当时的情况是有必要进行长期治疗。长期和短期治疗没有固定的定义，但前者可能持续几年，后者的时长从一个疗程到 12 个或更多疗程不等（Greenwood，2011；Thyme et al.，2009）。若条件允许，治疗师可对患有严重心理问题的患者提供长期治疗。当患者的问题比较明确突出时，如刚刚遭受丧亲之痛，除了悲伤并无其他并发症的患者，选择短期治疗比较合适。

小组艺术疗法

当患者无法适应单人治疗，或者群体治疗能获得显著效果时，艺术治疗师可采用基于小组形式的治疗方法（Franks and Whitaker, 2007；Greenwood and Layton, 1987；McNeilly, 1990, 2006；Skaife, 1990；Strand, 1990，另见 Choi and Goo, 2012；Liebmann, 1999；Skaife and Huet, 1998；Waller, 1993）。该方法尤为适合那些难以接受单人治疗或者心理问题只有通过群体才能明显表现的患者。

在评估患者是否适合群体治疗时，治疗师除了考虑一些与个体治疗共同的标准（如使用艺术材料的意愿、积极解决问题的决心）外，还应考虑患者是否：

- 愿意在群体环境下与他人交流自己的问题（主要通过绘画，也会通过语言的形式）。
- 有可能认识到自己的问题与过去、现在的人际关系困难都是紧密相关的。
- 意识到自己社交的方式能对他人产生影响。
- 拥有足够的本我（ego）力量（自我认知的能力），不被他人的问题击垮。

结合各种资料，特别是基于亚伦（Yalom）（1970）的著作，沃勒（1993：35-6）提出了小组艺术疗法的九大疗效因素，诸如交换信息、构建希望、净化心灵、人际学习等。随后，沃勒又在此基础上添加了 13 个疗效因素，这些疗效可在她定义的"小组互动式艺术疗法"中找到，其中很多疗效也同样适用于单人艺术疗法。沃勒指出，小组互动式艺术疗法的核心是强调艺术对于激发创造力和促进小组成员与治疗师关系的作用。

> 通过引入艺术材料，小组间的互动得以强化。以小组的进程开展治疗的一个特征就是治疗过程开展得很快，而且过程可见，可以切实可行地进行治疗（Waller, 1993：40）。

在艺术疗法的领域内，小组艺术疗法有不同的方法，如"开放式"（open）和"封闭式"（closed）小组治疗；"指导性"（directive）或者主题式（theme-based）小组治疗（Liebmann, 1999；Silverstone, 1997, 2009）及"非指示性"（non-directive）小组治疗。后者常在文献中被称为"小组分析性艺术疗法"（McNeilly, 1984, 1987, 2006）、"小组互动式艺术疗法"（Waller, 1993），"艺术心理治疗小组"（Skaife and Huet, 1998）。斯凯弗和胡特（Skaife and Huet, 1998：10）曾指出，不同的小组式艺术疗法可根据"绘画与语言或者口头互动关系"进行区别。

开放式小组

基于工作室的开放性小组是"艺术疗法的传统形式",其前身是"艺术创作的画室、工作室或者工作间"(Case and Dalley,1992:96)。这一传统一直影响着艺术家的教育,还为许多早期的艺术治疗师开展工作提供了范例(如 Adamson,1990;Lyddiatt,1971;Thomson,1997)。

在英国艺术疗法发展的伊始,画室起着精神病医院的庇护所的作用,提供了一个安静、隐私的空间,即使在别人在场的情况下,患者也可以专注于自己的艺术创作(Wood,2000)。患者们以小组为单位非正式地来到画室或者艺术疗法科进行艺术创作,常常是一个上午或者一个下午都在那里。在这种方式的艺术疗法中,治疗的媒介是绘画而非小组本身,因此,治疗的重心在于组内的个体而非小组进程。

20 世纪 80 年代,由于英国大力提倡社区看护政策,许多之前被用作艺术疗法的大型画室被遗弃,但基于画室开放性艺术疗法的传统并未就此中断,它以新的形式呈现出来(Edwards,1010a,Wood,2000)。迪克(Deco)(1998:106)指出,当开放小组确立了治疗边界时,"这种形式的艺术疗法能为治疗师提供灵活性和涵容性,当他们面对有严重精神疾病的患者时,能够灵活、安全地对其开展短期的治疗"(也见Luzzatto,1997)。

现在有很多方式可以使用艺术疗法的工作室，如"楼上画室"网站（www.studioupstairs.org.uk/about/）就为许多心理孤僻（包括那些有严重精神创伤和处在戒毒、戒酒的恢复期）的患者提供了长期进行艺术创作的机会。道格·吉尔（Doug Gill）是"楼上画室"的前任管理员，他在一本在线艺术杂志《专业艺术》（*Arts Professional*）中写道：

> 在画室中，治疗不再是临床式的打针用药，而是在日常社交中实现治疗目的。我想强调的是，这种方法并不是艺术疗法。在画室中，个人发展与艺术的融合同样重要，两者紧密联系，不可分离，且只能通过长期的努力才能达成目标（Gill，2011）。

虽然人们对于吉尔关于此种方式"不是艺术疗法"的论断持有怀疑，但他在随后的文章中说：

> 参与创造性的绘画毋庸置疑能帮助个体从孤立中解放出来，通过画作表达潜意识，并且通过绘画与画室或者画廊的观众互相交流（Gill，2011）。

至于在画室中进行的小组治疗是否就是"艺术疗法"，这并不在本书的讨论范围之内。不过，这却让我们对两种艺术的复杂关系有了一个初步的认识：一是本书（及其他文献中）定义的艺术疗法；二是在医疗护理中利用艺术手段（见《健康中的艺术》，*Arts in Health*）。

封闭式小组

从 20 世纪 70 年代开始，基于画室的开放式小组治疗逐渐被封闭式小组取代。这种形式的小组成员是从某个患者群体（或康复中心和治疗组的某个病房里的患者）中挑选出的固定成员，治疗时长也相对固定。这种形式的诞生源于以下几个因素：

- 艺术治疗师逐渐意识到小组活力对于其治疗展开的影响。
- 设立更多的社区艺术疗法岗位，接受艺术疗法的患者群体扩大。
- 受到"小组具有治疗潜力"观点的影响，该观点的由来包括美国"人类潜能运动"（human potential movement）和英国"小组心理治疗"（group psychotherapy）。
- 艺术疗法培训中涉及小组治疗的方法（见第 6 章）。
- 艺术疗法日趋专业化。如前所述，在英国，人们逐渐把艺术疗法独立出来讨论，并严格划分艺术疗法的理论和临床实践。

尽管上述因素结合起来形成了艺术疗法中小组式方法的多样性和创造性，但这些因素也引起了冲突和矛盾。例如，20 世纪 80 年代的艺术疗法中出现的差异就是有关主题的使用。

主题使用

治疗师若决定使用上述的封闭式小组开展艺术疗法，他们通常会确定一个主题或者进行集体绘画，其目的是提高治疗活动的创造性（Silverstone，2009）。根据不同的小组成员和小组特点，治疗师会确定不同的治疗时长，但其基本流程都是相似的，即治疗师介绍选择的主题，开始活动（绘画、做模型等）。疗程常以讨论结束，成员间相互交流自己的绘画，探讨各自对于绘画的感受和心情。

在英国，提倡此种结构性或指导性方式的最著名人物是玛丽安·李伯曼（Marian Liebmann）。她在《小组艺术疗法》（*Art Therapy for Groups*）（Liebmann，1999）一书中，罗列了一系列的主题、绘画游戏和练习。例如，其中有一个练习叫作"礼物"。

制作或者画出你想送给小组里每个人的礼物，然后送给他们……然后进行讨论，探讨给予与接收礼物的心情，特别是自己与礼物"分别"时的情绪。

还可以采用以下形式：

- 小组解散时，带走"告别"礼物。
- 可以如法炮制进行节日礼物传递，如圣诞节、复活节等。
- 对礼物进行规定，如具体的礼物、抽象的礼物等（Liebmann, 1999：174）。

结构化艺术小组能帮助那些难以通过艺术探索自我的患者，为小组成员之间的合作创造了非威胁式的环境。不过，实施过程中也会遇到问题。

如果使用不当，一些主题会引发小组成员无法处理的情绪，相反，另一些主题只能引发成员们的浅层讨论，让他们无法尽兴和满足（Liebmann, 1999：12）。

然而，李伯曼（1999：12）也指出，"在这两个极端情形之间，还有许多利用艺术结构创造小组体验的方式，且能激起小组成员兴趣，让他们日有所思，并乐在其中"。

对基于主题方法的评价

对于艺术疗法中采用主题式的小组治疗方法，学者们表达了各自的意见，有倡导者（如上文的李伯曼），也有批评者。例如，麦凯内尔利（McNeilly）（1983，1984，1987，2006）对指导性艺术疗法小组的治疗作用提出了怀疑，他指出，这种方式的小组艺术疗法可能带来的消极影响包括"无法获得长期的效果；（患者）对于流露的情绪无法容忍；反感甚至拒绝小组治疗（McNeilly，1984：204）"。

> 我认为，在艺术小组中引入主题是具有强迫性的，这让成员的压力愈发增加，严重阻碍了成员间关系的发展（McNeilly，1984：205）。

据麦凯内尔利的观点，在分析性艺术疗法中出现的图像和主题必然与小组动力紧密相关，这样的话，有时可能会导致成员创作出在形式或内容上相似的作品（这可能被视为是组员共有的经历表达）。麦凯内尔利（1987）用"共鸣"（resonance）一词来描述这种现象（也见 Roberts，1984）。在他（1987：9）看来，艺术治疗师的角色其实和交响乐的指挥无异，应把其干预程度降至最低，避免成员产生依赖，培养他们独立的治愈能力。

在实践中，许多治疗师将主题式的方法与对小组动力的意识结合起来开展治疗（Greenwood and Layton, 1987）。正如斯凯弗和胡特（1998：10）所说，在当代艺术疗法小组实践中，这种灵活性意味着"治疗师能够适应不同患者群体的需求，向那些难以接受单纯的言语精神治疗的患者提供新的治疗资源"。

某青少年小组治疗的一个时段

一群年轻患者集合在画室前的等候区，待他们全部入场落座以后，我便正式开始了艺术疗法。首先，我解释了把罗伯特（Robert）排除在外的原因——他在上一个治疗时段中一直捣乱。之后，我对治疗的主题进行了说明。我建议他们用摆放在桌子中心的指画颜料任意创作两分钟。此外，我还规定只准使用一个手指，因为在之前的治疗时段中，我发现很多年轻患者处事急躁，因此，我想观察他们在创作中所表现的失望情绪，以此探究其耐心程度。

随着治疗的展开，苏珊（Susan）、戴安娜（Diane）、尼尔（Neil）相继提出要去卫生间。戴安娜的画才刚刚开了头，而尼尔则说他对用手指蘸颜料绘画感到恶心。这三个人离开后均未返回画室。苏珊在随后的治疗时段中对小组解释道："我觉得我在画室待不下去，因为有太多的新伙伴，我觉得自己被排除在外。"

我们紧接着重复了这个练习，我规定，在随后每个环节中，都可以增加一项手指绘画，直到用单手为止。在我们快要完成最后的阶段时，威尔（Will）和大卫（David）失去了耐心，他们开始往各自身上涂抹颜料。虽然其行为只是嬉闹而不具有攻击性，但小组的其他成员还是受到了干扰。

完成所有练习后，我让他们清理绘画材料，清洗双手，并把画作放到一边。接着，我给他们时间来讨论各自的感受或者作品。也许由于很多新成员加入了小组，没有一个人愿意谈论作品或者自己。

在开始第二个练习前，桌子中央放了一大张白纸。这些年轻人的任务是回忆自己曾经遇到过的与现在的场景类似的情形。琼（Jean）将其比作每日的社区集会，这群年轻患者中的每个人都要去参加。

这得到了小组其他成员的纷纷赞同，因此，我建议他们将自己对社区集会的感受用指画颜料表现出来。贯穿这几个治疗时段的潜在目的主要是帮助这群年轻人学会表达自己的感受，并掌握一系列的技能，以找到合适的方式表达。

起初，小组绘画试探着慢慢开展起来，但大家都比较拘谨，不愿意在自己所面对的纸张部分之外的地方作画。见此状，我故意在桌子四周走动，在纸张所有的空白处作画，我的意图是向他们说明你大可不必限制自己的行为方式。

10分钟后，派特（Pat）变得越来越不安，他突然起身离开房间，决心不回来了。琼说应该在表现社区集会的这幅画的中间放上一面巨大的旗帜。不过，思考了一会儿后，她决定还是把旗帜放在自己面前的那块地方。这之后，琼停下了手中的活，大约10分钟后也离开了小组。

琼离开后不久，裘恩（June）和保罗（Paul）进入了画室，他们询问我们在做什么，并提出加入进来。我征求了大家的意见，他俩也顺利加入到创作中。不过，这幅画变得越来越凌乱和糟糕。保罗在斯蒂芬（Steven）的协助和鼓动下，开始在拉维（Ravi）之前画过的地方涂抹颜料。显然，大家注意到他这个攻击性行为了，并纷纷指责他，拉维也很快失去了兴趣。斯蒂芬讽刺性地在画上尽可能大的面积上写下了"FEEL（感受）"一词，此时，裘恩也在一小块地方专注地画起来，她将各种颜色混合在一起涂抹直至棕色，她认为那像狗屎。

创作结束后，小组成员重新聚集在一起对这个时段进行讨论。尽管大伙仍然不想与他人分享感受和心情，但是保罗评价那幅画看起来乱七八糟，斯蒂芬提议把那幅画挂在社区集会会议室。我告诉他那并不合适，然后追问他，如果把画放在每个人都能看见的地方，你是什么感受？斯蒂芬说，他不喜欢，因为那幅画太凌乱了。这时，保罗建议大伙再创作一幅合适的画。大家问他什么是合适的画，他说，就是"不那么凌乱的画"。

虽然治疗时段有时并不顺利，但他们能在这里安全地、受包容地释放出自己压抑的情绪和心理矛盾。那幅凌乱的小组绘画正是对他们当时对于社区集会感受的写照。

同时，那幅画还准确描绘了小组本身的动力，尤其是对安全感的渴求，以及小组成员内心凌乱的感觉：竞争感、控制欲、权利欲和支配欲给他们带来的困扰。

私人艺术疗法

英国大部分的艺术疗法服务都是通过国民健康服务体系或者社保体系免费向患者提供的，但并非所有都如此。可能是经济状况引发的后果，越来越多的治疗师也开始提供私人治疗。

与其他形式的治疗方式（如雇佣制艺术疗法）不同的是，私人艺术疗法（private art therapy）中，患者须对其接受的治疗直接付费或者通过私人医保付费（McNab and Edwards，1988：16）。而雇佣制艺术疗法通常是指治疗师受某个机构（通常是志愿性质的护理机构）雇佣开展工作，其工资由该机构负责发放，该机构对患者负有看护职责（duty of care）。因此，治疗师与患者之间没有直接的财务往来，而私人艺术疗法就有直接的财务往来。

人们对于公共服务部门之外的私人艺术疗法的需求说明了其潜在的价值，无论是对于患者、治疗师，或者治疗师的职业来说都有益处（West et al.，2012）。当今的经济环境下，在公共部门内部和外部设置艺术治疗师的岗位都极为少见，因此，私人艺术疗法成了许多治疗师解决就业的方式。私人治疗的优势之一是其灵活性，这对于儿童患者的治疗尤为重要。不过，它也给从业者们提出了以下挑战，比如：职业的孤立性，难以获得合适的转诊，高额的日常开支（包括职业责任保险 [professional indemnity insurance]、办公室租金、材料费、水电气费等）。此外，治疗师需花费很长的时间来投资自己的转诊网络系统。

私人艺术疗法的劣势还包括其高额的治疗费。即便是根据收入浮动计算方法，许多经济条件差的患者仍无力承担这笔费用。此外，一些私人治疗师可能缺乏从业经验。英国艺术治疗师协会规定：欲开展私人治疗的治疗师，务必在从业之前积累大量的临床经验。

> 治疗师应通过一系列的临床工作积累经验，学习如何进行评估，知道哪些人适用艺术疗法，哪些人不适用。知道自己该提供何种治疗手段——长期或短期，支持性或解释性，关注治疗还是关注绘画；如何转诊至其他地方……这些经验都需要花时间才能获得，而且要能够随心所欲地运用于自己的治疗实践中。重要的一点是，私人治疗师还应建立人脉网，需要时进行联系。如对其他医疗系统、相关专业及专业人士有大致的了解，有可能在自己的行医过程中得到他们的援助，他们也可以介绍患者（British Association of Art Therapists，2011a）。[1]

英国艺术治疗师协会目前建议艺术治疗师要成为认证的私人治疗师必须有 2 年全职（或 4 年兼职）的工作经验。

不同的患者群体

艺术治疗师可能会接触到的患者群体包括：各个年龄段

---

1 www.baat.org/members/baat_private_practitioners_and_supervisors_July_2011.pdf[需要密码]。

的 学 习 障 碍 患 者（Bull and O'Farrel, 2012; Damarall, 1998, 1999; Rees, 1998; Tipple, 1994）、身体疾病患者（Fulton, 2002; Michaels, 2010; Pratt and Wood, 1998; Tjasink, 2010; Waller, 2002; Waller and Sibbett, 2005）、成瘾患者（Dickson, 2007; Waller and Mahoney, 1998）和其他心理疾病患者，如孤独症（Evans and Dubowski, 2001）、饮食失调（Levens, 1994; Schaverien, 1989; M. Wood, 1996）、自残（Milia, 2000）和变态（Crane, 1996; Killick and Schaverien, 1997; Patterson et al., 2011; Wood, 1997a, 1997b）。

在艺术治疗师遇到的心理问题中，抑郁症是最为普遍的、大家熟悉的一种。

艺术疗法与抑郁症

一家名为"MIND"的心理健康慈善机构的数据显示：

* 伴有焦虑的抑郁症患者占英格兰总人数的 9.7%，仅有抑郁的占 2.6%。
* 女性比男性更易患焦虑和抑郁混合症状，国家数据统计办公室（ONS）的数据显示，女性的比例占英格兰总人数的 11.8%，男性占 7.6%。

- 总体上讲，在任一时间点，英国成年人每 10 个人中就有 1 个患有抑郁症，患病者占总人口的 10%。这是 ONS 的数据，与其他研究所得的数据非常接近。
- 在任一时间点，每 20 个人中约有 1 个患有严重抑郁症或者"临床"抑郁症。[1]

虽然抑郁通常被视为一种疾病，但事实上，它会发生在我们每个人的日常生活中。正如斯托尔（Storr）（1990：143-4）所说：

> 我们很难迅速地区分两种抑郁，一种是我们都经历过的那种丧失后的抑郁感受，另一种是被标注为精神疾病、需要进行专门的精神病治疗的抑郁症。有不同深度、不同严重程度的抑郁症，而且差别也很大，但其本质都是一样的。

抑郁症的体验有以下一些特征：悲伤情绪、丧失生活的兴趣和快乐感、有疲倦感并缺少做事的动力、无用感、不适感、无价值感和负罪感（Gilbert, 2009；Lawlor, 2012；Rowe, 1978, 1984；Wolpert, 1999）。患者常通过隐喻和图像来表达他们的抑郁感受（Thorne, 2011）。

在为多萝西·罗（Dorothy Row）的书《抑郁经历》（*The*

1　www.mind.org.uk/help/research_and_policy/statistics_1_how_common_is_mental_distress（2013-05-30 访问获取）。

Experience of Depression)（1978）作序时，巴尼斯特（Bannister）
这样写道：

> 当我们向他人表达自己抑郁的感受时，我们常常会用上各
> 种隐喻手法。我们会用疾病（disease）和受伤（injury）来类比——
> 比如心痛（to be sick at heart）、心碎感（to suffer a broken
> heart）。我们进入了"赤道无风带"（doldrums，比喻处于低潮），
> 在这个地带，我们周围没有一丝希望之风吹拂，我们的人生毫无
> 意义。我们沉溺在抑郁之中，让自己的大脑被其腐蚀，我们感到
> 沮丧、挫败、割裂、忧心。即便我们寻求他人的陪伴，我们仍然
> 会让人扫兴。当我们感到绝望的"黑暗"弥漫时，我们周围的世
> 界变成了自己心里的隐喻空间。

抑郁症患者经常感觉到精神的荒凉、疏远、挫败和内疚，
丹尼（Danny）的案例清晰地描绘出了这些感受。

丹尼

丹尼才 20 岁出头，他因服用药物过量而住院，不久又转
诊接受艺术疗法。这并非他第一次服用过量药物，之前，他有
很长一段时间酗酒，阵发过抑郁症，大学考试不及格。大家认
为丹尼难以与其家人和医院员工进行交流，或许可以从艺术疗
法中获益，希望他能通过治疗表达自己的情绪，对自己的问题

有清楚的认识。第一次见到丹尼时，他最多只能用"是"和"不是"来回答我的问题，完全无法进行真正的交流。然而，和丹尼的寡言少语不同，他的绘画作品（见图 5.4 和图 5.5）从一开始就强烈地表达了他的内心世界。

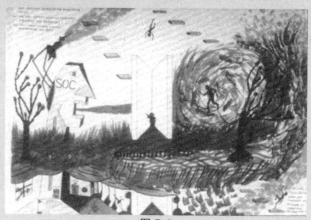

图 5.4

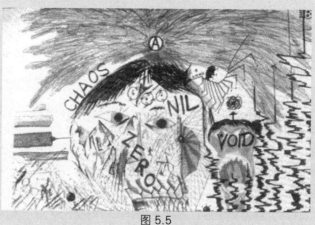

图 5.5

丹尼渐渐融入艺术疗法中，他定期参加开放性的艺术小组治疗。几个月来，他创作了不少艺术作品。通过这些作品他不仅表达了自己的绝望和孤独，还表达了极度的愤怒和自怨自艾。他的作品基本上都是象征性的，用细致的手法描绘了残酷、困扰、破坏、衰落以及孤独的场景。尽管如此，丹尼的行为举止比较温和，从未表现出一丝其艺术中的暴力感。

丹尼的绘画展现了他的一种心理状态，这种状态在精神分析的文献中常被认为具有"抑郁状态"（depressive position）的特点，即：

一个人内心的一切所爱都逝去、被摧毁，一切美好都被遗弃，一片片飘散在风中。心理空虚，仅剩一片荒芜。因爱生愁，因愁生疲，内心的情绪随时要爆发。一个人在孤寂中无处可逃，无人可诉，孤独无援（Riviere, in Rowe, 1978: 8）。

患者在艺术疗法中也会产生类似的感受，其原因是他们认为自己的不良情绪摧毁了他们的所爱，因而感到强烈的失落和愧疚。虽然这些情绪让患者难以承受，但治疗师可以以此为契机，帮助患者找回和重塑曾失去或者被摧毁的那部分。汉娜·西格尔（1991: 86）曾说：

艺术家需要重塑自己内心深处的感受。正是通过对其抑郁心理位置的最深刻感受，艺术家才能明白自己内心的破碎，从而激发自己重塑完整的、新的内心世界。

在精神分析文献中，我们常用"修复"（reparation）一词来描述这个过程。

在和丹尼接触的过程中，我渐渐了解了发生在他身上的故事。小时候，他经常尿床，有时还大便失禁。因此，丹尼在医院待了很长一段时间看病。他对这段经历感到极为恐惧，因为他不知道自己身上发生了什么事情。丹尼说他自己还在学校饱受老师和同学的羞辱，这些经历让他感到羞愧、愤怒、无助和孤独。

对这种外在冲突通过某种方式内化，导致内心世界中"惩罚性"或"羞辱性"超我（superego）的形成，伍德曼赛（Woodmansey）（1989：26）给出了有益的见解：

"超我"一词（也许应该用"反自我"anti-ego 替代）是指个体表现出的与自我相互对立的行为倾向，导致个体内心产生斗争。超我形成于幼年时期，可为"惩罚性"或者"羞辱性"，或兼而有之。前者的产生源自个体避免与危险性的压制相抗衡，后者则是源于个体尽可能避免父母的蔑视。个体因此而产生的自我与超我的斗争，与外在世界中孩子和要求严格的父母间的关系类似。两者对立的结果为我们了解许多精神和心理问题的特点提供了途径。

幼年时期反复经历的羞辱（如丹尼的案例）在随后的生活中会以被超我压倒性击败的形式内化于个体，导致抑郁的各种症状出现，如自怨自艾。

此外，若个体希望逃避惩罚或羞辱而表现顺从行为，那么就会导致个体听命于超我，从而避免羞愧。

一些父母给自己的孩子设定了严格的行为、成就和克己忘我的标准，给孩子灌输的观点是：那些未能达到标准的人只能饱受轻视和谴责。在这种环境中成长的孩子将明白一个道理，即如果不成功，就很可能失去安全感和自尊，而这两者只能通过满足父母的要求才能实现（Woodmansey，1989：28）。

这种情形正是丹尼所经历过的。无论他多么努力，他始终无法控制其身体的代谢功能，因而无法达到父母的要求，不过，他也不能去挑战那些欺负他的人，因为他懂得，那样做只会招致更多的惩罚和羞辱。

此外，主要是由于家庭内部矛盾，尽管丹尼多次努力，他始终无法与父母建立一种安全和稳定的关系。周围的人一直说他多么无能，不受欢迎，有缺陷，使他形成了一种不受欢迎和不被需要的自我认知，周围的人也因此认为他不通情达理，拒人门外。由于认为自己无法发展或者维持一段基于真情实感的爱情，丹尼在大学时无端和愤怒地指责女友"不忠"，这导致两人关系紧张，最终分手。

受此件事的打击，丹尼开始变得抑郁，并最终因药物过量住院治疗。他第一段"严肃"的成人感情让他强化了自己不受欢迎的恐惧，这也让丹尼把每一次失败都归为与他人相处的失败。一旦被给予了具体的形式，这些恐惧以及维系这些恐惧的想法与感受都成了艺术疗法的重点。

对于丹尼而言，他在艺术疗法中创作的绘画作品主要实现了两个目的。首先，这些画帮助他讲述自己的故事，尽管最初有些支离破碎。此外，丹尼在创作的过程中，踏上了一个探究并解读自己经历的旅程。正如斯托尔（1990：143）所说：

> 个体在创作过程中，能保护自己不受抑郁情绪压制，重新获得对生活的控制感；并在不同程度上修复因人际关系中信心丧失（伴随着焦虑）所造成的自卑。

再议三角关系

第 1 章曾提到，艺术疗法的过程主要涉及患者、艺术作品和治疗师间动态的关系，这种关系常被称为"三角关系"（Case, 1990; Schaverien, 1990, 2000; Wood, 1990）。在"三角关系"中，患者与其作品或者患者与治疗师间的互动关系在不同的时候表现为各自的重要性。某些情形下，患者从艺术创作中获得治疗效果是最为关键的，而有时患者与治疗师间形成的以绘画为媒介的关系则更为重要。

艺术治疗师在这种动力关系中需考虑很多因素，包括与患者保持适当的距离及尊重、接纳患者和他们创作的作品。为了帮助患者的作品产生表达功能和交际功能，治疗师必须适当地观察、倾听、思考并恰当回应，以下罗列了几个注意事项：

- 留意治疗中出现了什么主要主题，对此该作出怎样的回应。如果这些主题是自然流露的，它们对于患者个体和小组都有深刻意义，如可预示着新内容的产生或者再议已经存在的问题。

- 患者使用什么材料。患者可选用的材料范围很广（包括湿性材料或干性材料、不同材质和大小的纸张、黏土及其他一些三维材料），他们对于这些材料的选择或更换（如从涂料到黏土），对于绘图大小的改变，对于绘图

形式的变化（如从比喻性到非比喻性），都有着特殊的
含义。

- 患者怎样使用绘画材料。在艺术疗法中，患者创作的方
式很不同（缓慢地画、快速地画、乱七八糟地画、不断
重复地画，等等），这些都能反映出患者当下的心理状
态。又如，患者使用涂料的方式（比如，用很厚的涂
料或者很稀的涂料），涂抹的质量（重抹或者轻抹），
对颜色、形状或材质的特殊使用都能反映一定问题。

- 患者在艺术创作过程中的表现。对于有些患者，他们的
表现可能因某次疗程不同，或者因时间不同而各异。有
时，患者可绘制出大量作品，而有时，他们却受限于某
种原因而无法作画。

考虑上述因素及与患者交流时出现的其他问题，艺术治疗
师的思维方式既会受到自己对患者行为和患者作品的情感反应
的影响（即他们的反移情），也会受到各种来源的理论观点的
影响。

治疗结束

治疗一旦接近尾声，很多问题便随之而来（Bulkeley,
2009；Edwards, 1997；Murdin, 2000；Williams,

1997）。从治疗伊始，患者和治疗师就开始了结束和分离的旅程，整个治疗过程其实就是朝着一个完美的终点奔去的，这个终点同时也是患者新的起点。在这个分别的阶段，失落是最为常见的情绪。

若患者在治疗过程中有过难以承受离别或失去之痛的经历，那么他们对于治疗结束所带来的情绪失落感、脆弱感或者缺失感会更为强烈。此外，他们也会经历之前类似的愤怒、被拒绝和遗弃之感。一些患者甚至在每个疗程结束前或者暂停前也感到失落，因此，艺术治疗师需足够耐心谨慎，才能帮患者顺利渡过这一关（Wood，1990）。

治疗结束通常是患者与治疗师对于治疗期望值和治疗局限的一种妥协。理想状态下，应由患者和治疗师共同商议决定结束时间。不过，对于那些有时间限制的绘画治疗，其结束时间早在治疗开始时就确定了。还有一些艺术治疗的时间比较开放，通常在既定目标已经达成的时候结束治疗。不管哪一种情况，治疗师和患者在真正结束治疗前都要进行一段时间的扫尾工作。

有时候，在还未达到完美治疗效果时，治疗就结束了。比如，治疗师因更换工作需提前离开，或者患者放弃继续接受治疗。在治疗结束时，患者经常面对的两难局面是治疗涉及改变，而改变要求患者舍弃某些东西。

这种变化，无论是症状、习惯行为或者心理状态、价值体系，还是与（治疗师）形成的一种特殊关系的变化，既是患者期待的，也是他们所恐惧和抵抗的（Wolff, 1977: 11）。

特别是患者还有未解决的附带问题时，这样的两难局面引发的情绪相当强大，这样的情绪会让他们采取行动来避免体验这些感受，由此可能导致提前结束治疗。

妮基（Nicki）

妮基曾经在刚刚开始接受艺术疗法时突然终止治疗，因为她一方面渴望得到帮助，但又对此有恐惧感。妮基常常沉浸在自己的幻想世界中，她性格孤僻，渴望却又害怕感情交流，她认为过于接近别人会失去自我。即便是拥有表达自己感受的机会时，她也会认为有可能是自我的剥夺和丧失，是在体验拒绝。妮基成年后，绝望情绪日益严重，她尝试用回避亲密关系和避免被抛弃来控制自己对亲密关系和被抛弃的恐惧。

为了不让自己因治疗结束产生被拒感，妮基常常试着拖延治疗时长，拒绝离开治疗室，或者担心我遗忘她，在两次治疗间给我写信或者打电话。还有的时候，妮基会带走她的画作或者提前离开。总之，她总是确保与自己相关的东西没有遗落，或者避免因被拒绝而受伤。尽管我注意到了她的这一行为，但遗憾的是，我无法帮助她克服恐惧，因此，我们不得不草草结束治疗。

此外，患者处理其绘画作品的方式也可以反映他们对于治疗结束的矛盾情绪。

画作的处理方式

在治疗结束时如何处置绘画作品是一个复杂的问题，这不仅仅是一个治疗的终止问题。患者在治疗期间或者之后会以各种方式和各种理由处置自己的绘画或者绘画作品，例如因讨厌而扔掉，因需要而保留，或者（据推测）作画的人渴望自己作品有价值而保存作品。因此，治疗结束后一幅作品可能成为展览品，作为礼物赠送，或者被摧毁。无论哪一种处置方式，作品的命运都包含着含义和重要意义（Bull，2008；Schaverien，2011）。

> 患者也许会保留画作，或者把画作交给治疗师，或者进行销毁。患者与治疗师沟通后，若能清醒地作出这些决定，则可以反映出患者坦然接受治疗结束的心理（Schaverien，1992：115）。

很多时候，患者都会把绘画作品交给治疗师，有时候，或者显然是希望治疗师能收集这些作品或者日后归还他们。有时，患者会遗忘或者抛弃这些作品，因为艺术疗法的创作过程已经完成了使命。

英国艺术治疗师协会在《艺术治疗师职业道德规范》（*British Association of Art Therapists*，2005b）中提供了如下建议：

> 应对艺术疗法过程中创作的作品进行命名、标注时间并妥善保管。总之，患者的艺术表达应在治疗关系中进行，对于绘画作品的处理应与患者协商，作品归患者所有，因此，处置方式也应由患者决定。

如果储存空间有限，治疗师可用图片或视频记录患者的绘画作品。阿特金斯（2007）进行了深思熟虑的讨论，这个讨论是针对给患者作品拍照时遇到的一些实际的、道德上的复杂性。

英国艺术治疗师协会之前对绘画作品的储存和处置给出了如下建议：

> 对于接受长期治疗的患者，应考虑其绘画作品和病例记录的储存问题，总的原则是，储存时间不低于3年（*British Association of Art Therapists*，2005b）。

然而，最近对绘画作品的储存和处置有以下一些规定：

> 艺术疗法结束后，患者所创作的绘画无须由治疗师或者机构保管，因为其绘画不具有固定和明确的意义，不能作为呈堂证供。因此，治疗结束后，可采用处理机密材料的方式（如切碎等）处置绘画作品（*British Association of Art Therapists*，2011b）。

尽管治疗的结束绝非易事，但患者应清醒地接受这一现实。患者可借助其绘画作品顺利度过这段"过渡时期"——治疗结束与患者接受结束现状之间的一段时间。虽然这些画作总有一天会被遗忘和销毁，但它们在过渡期能给患者以安慰和帮助。

我们很难准确地定义一个圆满的结束应该包含一些什么内容，但也许应是一个伤心、愤怒、感激的情绪交织得以充分表达和承认的一种结束方式。

扩展阅读

Further reading

Bull, S. and O'Farrell, K. (eds) (2012) *Art Therapy and Learning Disabilities: 'Don't Guess My Happiness'*, London: Routledge.

Case, C. and Dalley, T. (eds) (2007) *Art Therapy with Children: From Infancy to Adolescence*, London: Routledge.

Case, C. and Dalley, T. (2006) *The Handbook of Art Therapy* (2nd Edition), London: Routledge.

Gilroy, A., Tipple, R. and Brown, C. (eds) (2011) *Assessment in Art Therapy*, London: Routledge.

Killick, K. and Schaverien, J. (eds) (1997) *Art, Psychotherapy and Psychosis*, London: Routledge.

Liebmann, M. (ed.) (1990) *Art Therapy In Practice*, London: Jessica Kingsley.

Liebmann, M. (2004) *Art Therapy for Groups: A Handbook of Themes and Exercises* (2nd Edition), London: Routledge.

McNeilly, G. (2006) *Group Analytic Art Therapy*, London: Jessica Kingsley.

Skaife, S. and Huet, V. (eds) (1998) *Art Psychotherapy Groups*, London: Routledge.

Wood, C. (ed.) (2011b) *Navigating Art Therapy*, London: Routledge.

Useful websites

British Association of Art Therapists: www.baat.org

Black Dog Tribe: www.blackdogtribe.com/

MIND (Depression): www.mind.org.uk/help/diagnoses_and_conditions/depression

6. 艺术治疗师的培训——从学徒到执业治疗师

本章提要

本章介绍英国艺术治疗师培训的发展史、组织和内容，以及英国艺术治疗协会与健康和保健专业委员会（HCPC）在其中担当的管理角色。本章还讨论英国培训艺术治疗师的过程，涉及艺术教育的重要性，以及要成为艺术治疗师所必需的个人品质。

英国艺术治疗师培训的早期历史

艺术治疗师应接受哪种培训方式？这个问题早在20世纪50—60年代就引起了争论，但直到1963年英国艺术治疗协会的成立，制订合适的培训课程才开始真正得到人们的重视（Waller, 1991）。

在接下来的10年里，艺术治疗师的培训如雨后春笋般蓬勃发展起来。这些培训有着许多共同点，但也各有侧重。

比如，1969 年伯明翰大学的艺术教育学院就将艺术疗法开设为教育研究生证书班（PGCE, Postgraduate Certificate in Education）的一门选修课；1970 年圣奥尔本斯艺术学院（St Albans School of Art）开设矫治性艺术课程证书班（Remedial Art course）。

1974 年，金史密斯学院（Goldsmith's College）也在教育研究生证书班（PGCE）开设了一门艺术疗法的选修课。20 世纪 70 年代末，金史密斯学院和赫特福德郡艺术设计学院（那时的名称，现在改名为赫特福德郡大学）将这些课程转变为全日制研究生文凭的课程。遗憾的是，该课程在伯明翰理工学院没能实现最初的夙愿，没能成为一门独立的艺术治疗师研究生文凭课。1985 年，卫生部驳回对该课程的认证申请。

这些课程进行了不同的艺术疗法培训方式，它们呈现出一个最重要的共同点是，都体现了艺术疗法作为一个职业自身所存在的矛盾。那时许多较为优秀的艺术治疗师深受反精神病学运动的影响，因此他们"不愿意看到艺术疗法和精神病学的结合"（Waller, 1992：214）。就如前文讲述，艺术疗法和精神病学之间的矛盾在很多方面都影响该职业的发展，既有积极的影响也有消极的影响（见第 2 章）。

这个问题的核心就是行业自治（professional autonomy）。就是说，艺术治疗师接受的培训是否应该将艺术家转变为治疗师，进而独立开展工作；或者是否即使没有任何视觉艺术知识的其他保健专业人才（比如职业治疗师、护士或者临床心理学家）也能够接受如何使用艺术的治疗性功能的培训，用以协助临床工作。

目前，艺术疗法在英国已经是一个独立的、通过健康和保健专业委员会（HCPC）认证的职业，所以这个问题早就已经得到解决。一个人若想成为艺术治疗师，那他也必须是艺术家，但不一定要受过正规艺术的培训。然而在20世纪70年代末80年代初的时候，这个问题还没能得到很好的解决，仍旧备受争议。

英国艺术治疗协会注册和教育分委员会的职责

英国艺术治疗协会为了让不同培训机构的培训方式趋于一致，于1976年成立了注册和教育分委员会。该委员会的成员包括已通过三门培训课程的代表和一些执业艺术治疗师；该委员会旨在建立一门所有培训机构都必须教授的"核心课程"。

这一步骤是建立行业统一标准和协调性的基础。就此，该委员会提出了以下建议：

- 此类培训的入门应该是在研究生水平，同时有意向的学生应拥有一个"正规"的视觉艺术学位——第一学位或同等学位。

- 此类培训在涵盖理论课程的同时，也囊括实践和临床性课程，应维持三者的平衡。
- 学生必须"在相应的机构进行至少 60 天的实习，实习应在该机构艺术疗法临床实践负责人的督导下进行"（British Association of Art Therapists, 1978）。

英国艺术治疗协会（BAAT）制定了核心课程的标准；卫生部（1978 年）和社会保障局（1982 年）相继批准了一系列艺术疗法课程，用于培训受雇于英国国民健康服务体系（NHS）的艺术治疗师。

上述核心课程的标准一直决定着艺术疗法治疗师所接受的培训性质和时间。直到 20 世纪 90 年代中期，这些核心课程得到了修订和更新。

英国艺术疗法培训的"核心课程标准"

自 20 世纪 80 年代中期以来，英国艺术治疗协会和来自培训艺术治疗师的学术机构的代表们（1984 年开始已经包括谢菲尔德大学）开始对已有的核心课程标准进行审核。审核过程于 1992 年进入了顶峰时期，代表们采纳了修订版的核心要求，用于研究生阶段艺术疗法的培训（British Association of Art Therapists, 1992b）。

尽管培训保留了过去的课程标准——比如，培训应该在研究生阶段进行，但修正版的课程要求也凸显出许多不同点。最明显的不同在于：

- 只有通过国家批准的高等教育机构才可以开展艺术疗法培训。
- 此类培训应立足于精神疗法理念。
- 此类培训课程的时长由原来的一年全日制学习变为两年全日制学习或者与全日制学习时长相同的非全日制学习。
- 临床实习时间从至少 60 天增加到至少 120 天。
- 课程期间，每位学生必须承担某种形式的个人治疗，每周不少于 1 次。

这些改变带来了一个明显的异常现象：学生在成功修完所有的培训课程后，所获得的学历仍旧是研究生文凭。健康和保健专业委员会对艺术治疗师进行了注册认证（见下文），这一行为所带来的结果便是准许进入艺术疗法行业的文凭变为文学硕士（MA，Master of Arts）。

健康和保健专业委员会在艺术疗法培训中承担的职责

2002 年 4 月，健康和保健专业委员会成为负责注册登记艺术治疗师的机构。健康和保健专业委员会的一部分职责是通过建立和监督教育与培训标准（SETs）来批准和监督艺术疗法的培训项目（HCPC，2005）；同时还要保证那些顺利毕业的学生能够达到行业认定的职业能力标准（Standard of Proficiency），并且能够进行注册申请（HCPC，2007）。

健康和保健专业委员会用于衡量某个教育机构的毕业生是否达到要求的能力标准包括入行注册的资格水平、计划招生程序、课程管理和资源标准、课程标准、实践实习标准以及评估标准等。[1]

由健康和保健专业委员会来批准艺术疗法的培训计划，能确保接受培训的学生在成功修完所学课程后，能够向健康和保健专业委员会申请注册，成为一名注册的艺术疗法从业者。

注册程序保证注册人的权利，让他们能够在自己的职业领域里带着受保护的头衔进行工作。健康和保健专业委员会在认证艺术治疗师时，可能会使用艺术治疗师或者艺术精神治疗师

---

1 有关标准的更多信息请参看 HCPC 官方网址：www.hpc-uk.org/education/（2013-05-30 访问获取）。

的称谓。这些头衔都受法律保护，任何人使用其中任何一种头衔都必须在健康和保健专业委员会注册，"否则他们就会被起诉，要承担最高可达 5 000 美元的罚款"。[1]

截止到本书撰写之时，健康和保健专业委员会已经批准并授权了 10 门研究生艺术疗法培训课程。这些课程开设于贝尔法斯特、切斯特、德比、爱丁堡、哈特菲尔德、伦敦、纽波特以及谢菲尔德。[2]

艺术治疗师培训

因为艺术疗法已经成为一种专门职业，艺术毕业生就可能将它作为未来职业的选择，这就导致全国范围内培训课程的显著增加，咨询和申请这些课程的人数也明显增加。

申请人的年龄、性格特征和个人背景五花八门，因此，他们参加艺术治疗师培训的动机也各有不同，我们也很难对其动机进行归纳概括，尽管很多人被艺术治疗师这门职业所吸引的原因是他们觉得绘画能够帮助自己更好地理解内心世界。

目前，英国的文学硕士艺术疗法培训课程挑选学生的标准没有统一，但是总的原则是申请人必须表现出其成熟、有责任

1　www.hpc-uk.org/aboutregistration/protectedtitles/index.asp（2013-05-30 访问获取）。

2　有关 HCPC 批准的艺术疗法课程的详情，请参见 www.baat.org/courses.html and www.hpc-uk.org/education/programmes/（2013-05-30 访问获取）。

心同时也适合这项工作的品质。所谓的适合包括没有犯罪记录及有优秀的推荐人推荐。

成功申请到艺术疗法培训课程的人通常都是美术系的毕业生，他们能够很好地理解视觉艺术，同时对视觉艺术的实践富有责任感。如果申请人不是美术系的毕业生，而是来自其他专业，比如人文学科、心理学或者社会学科，或者他们来自于教学、社会工作、护士以及医疗等职业，那么他们就必须提供大量的作品以及正在创作的作品。所有的候选人员都须展现出他们创作美术作品的持久努力，这也是遴选要求的一部分。

除了要具备扎实的视觉艺术的基础，那些成功成为艺术疗法培训课程学员的人通常是情感健全的、心理正常的、成熟的、具有灵活性的，同时有大量的实践经历，能将视觉艺术知识和受培训前从事心理健康、教育、特殊需求或者社会服务工作的经验应用于治疗的实践中。大多数学习艺术疗法的学生要自己负担部分或者全部的费用，因而他们也需要有一定的经济基础。

艺术大学教育的重要性

在培训之前，大多数艺术治疗师都接受了为期三年的本科艺术教育，这一点非常重要，因为它让学员们获得艺术治疗师在日常工作中所需要的多数特性："自我理解、审美情趣、批判性思维和创造性解决问题的能力"（Case and Dalley，1992：148）。艺术大学的教育也能让艺术治疗师拥有"更深程度的自我理解，就自身的创造性和心理活动过程而言，该过程建立在对直觉的信任之上"（Case and Dalley，1992：148）。

> 在英国最好的艺术大学里，学生要学会自寻苦恼，摒弃显而易见或者屡试不爽的解决办法，尝试那些全新的、不同的经历（Schaverien，1989：147，in Case and Dalley，1992：148）。

沃勒（1991：256）坚持认为，在接受培训之前申请人所获得的视觉艺术的教育背景，"在定义艺术治疗为一项'专业'而不是'职业'或者'手艺'时，发挥了基础作用"。"如果没有这个基础"，就如凯斯和达利所观察（1992：148），"艺术疗法的专业艺术根基就被侵蚀了"。这个立场的重要性可以从两个方面进行阐述。

首先，有了艺术教育背景，学生就能在培训之初利用自己熟悉的艺术和图像制作并将其应用到治疗关系中。除了深入认识艺术媒体和材料，了解创作过程中的动力，英国的美术课程毕业生也要具备独立思考和善于处世的能力。

这种类型的教育授予艺术类学生的课程明显地不同于授

予多数医学类或者药学类学生的课程。英国的艺术教育重视在培训之前获得良好的视觉艺术基础，但讽刺的是，美术类学生经常被阻止使用他们所学的艺术知识来进行任何类似于自我探索的实践。当然，许多学生都这么做了，但是这种行为经常都得不到认可或承认（Gilroy, 2004a, 2004b; Rawcliffe, 1987）。

其次，许多艺术治疗师过去一直有一种感觉，而且他们还会继续拥有这种感觉，就是对艺术的付出从本质上确保艺术疗法"为当前盛行的'药物治疗模式'提供了'另一种'治疗的视角"（Waller, 1991：256）。在本科学习的过程中，艺术治疗师在一定程度上理解艺术创作中所蕴含的文化背景、传统、技术过程和心理过程，他们通常不会像他们的医学同事那么易于纯粹用心理或诊断术语解释图像制作。

良好的基础

多数申请研究生学历的艺术疗法培训课程的人都拥有上述资历和个性特征，但他们通常对艺术疗法本身的认识有限。他们中的一些人可以通过阅读相关书籍或者同艺术治疗师谈论一些相关话题来弥补自己认识上的不足。而其他人可能就需要参与会谈、补习班或者艺术疗法"学校"。这两种经历也许会直接导致他们作出参加培训的决定。

近年来，人们需要获得艺术疗法在理论和实践层面上更为全面的认识，这一需要推动了艺术疗法的介绍性或者入门课程的发展。[1] 这些课程除了为那些打算从事艺术疗法行业的人打下扎实的学科基础外，也受到那些在其他领域工作但对艺术疗法的实践和理论具有浓厚兴趣的人的喜爱。见达德利等人（Dudley et al.）（1998）对这类问题的详细讨论。

艺术疗法培训的目的

对文学硕士的艺术疗法和艺术心理治疗领域培训的主要目的是：

> 让毕业生能够从事艺术疗法的临床性工作，其中视觉艺术和图像创作过程都在心理治疗关系的背景中起着重要作用（BAAT，1992b）。

在实践活动中，接受艺术治疗师培训的学生在认识和理解自我、患者的同时，也要认识和理解心理治疗关系在艺术作品

---

1 详情请见由北部艺术心理治疗计划和英国艺术治疗协会在谢菲尔德进行的艺术疗法基础课程。www.sct.nhs.uk/training-and-courses/art-therapy-northern-programme/found-course-in-art-therapy 和 www.baat.org（2013-05-23 访问获取）。

及其创作过程中本质上是在发挥其斡旋的作用。此外，对组织和机构动力的深刻了解也变得越来越重要。

将理论学习、实验式学习与临床经历相结合，对于所有相关人员来讲，都是一项对智力和情感要求很高的任务。从本质上讲，艺术治疗师从事的这类艺术疗法工作经常是似是而非的，而要将理论与实践、亲近感与距离感、语言与图像相结合，也让人难以承受。这也许会导致看待理论和实践时出现两种对立的态度。

对一些学生来讲，掌握课程的理论知识至关重要，但另一些学生的观点刚好相反，他们认为理论威胁到了自发性。正是出于这些原因，英国艺术疗法教学的核心理念是：如果要有效地认识有关治疗变化的进程和图像创作有可能在推进此进程中发挥的作用，学生就要去探究和分享自己的情感和观念。

课程结构和组织形式

英国艺术疗法培训课程有两种运行模式，2 年的全日制学习，或者 3 年的非全日制学习，所有课程时间全都依照标准的学年时间（大约从 10 月到次年 6 月），通常进行 2 个学期，每一学期 15 周。

然而，临床实习和个人治疗则全年都要投入时间。

尽管艺术治疗师培训课程在组织和结构形式上存在一些不同，但是所有的课程都包括授课、研讨、工作坊、画室、实习体验以及书面作业。

授课和研讨

授课和研讨的具体内容经常会随着时间和课程的变化而变化，这取决于学生小组的需要以及行业的发展。一般来讲，授课和研讨涵盖以下内容：

- 建立和维系与治疗架构和治疗关系相关的心理治疗基础概念。
- 艺术疗法理论和实践的概述；包括艺术疗法的理论背景和历史背景。
- 介绍针对图像和不同患者群体进行治疗的不同方法。
- 探讨群体动力学和机构动力学（group and institutional dynamics）。
- 考察艺术疗法发生的政治和文化背景。
- 随着目前对职业道德、专业研究和基于证据的实践受到广泛的关注，同样，这些问题在课程中也变得越来越重要。

这些课程内容还会在课后辅导中体现，同时依据口头陈述或提交的纸质作业对这些课程内容掌握情况进行评估。

除了上课和参加研讨，所有学生都要求完成一定数量的实践学习。实践学习包括：各种培训小组、工作坊、基于工作室的实践、有人指导的临床实践和个人治疗。

培训小组

至少在第一学年期间，学生每周都要组成培训小组，与一名资深艺术治疗师一起工作。小组通常由7~8个学生组成，至少工作两个小时，有些课程还会进行整个班的体验。

这些培训小组的目的是让学生能够理解艺术如何应用于治疗，图像创作如何提供小组动态（Gilroy，1995）。为了达到这个目的，这些培训小组的任务是：

- 通过图像制作进行自我探索。
- 学习团队互动和图像制作在团队互动中所起的作用。
- 处理潜意识过程。
- 体验不同的图像制作途径、材料、主题以及方式。

培训小组寻找将体验式和教学式结合起来的学习方法，也就是说，除了处理个人资料外，也许会包括对小组动态或者怎样在团队中利用不同方法处理图像进行指导（Bird，

2011）。然而，尽管在这样的培训小组中，个人资料和人际
交往问题仍然会不可避免地浮现出来，培训小组仍旧不会取
代个人治疗。

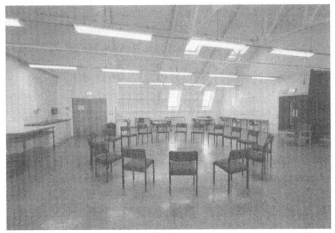

图 6.1

工作坊

在课程所处的不同阶段，学生也许会参加一些有关特定议
题或事件的艺术工作坊。这些工作坊通常是学生用整个上午或
者下午去拜访某位艺术治疗师。下面将以一个名为四要素工作
坊的案例来说明。

工作坊名称：四要素

工作坊四要素——土地、空气、火和水。此次工作坊利用炼金术（alchemy）这个比喻来探讨结合、转化这四要素的可能性，以期创造与团队成员个人和集体经历相关的新状态。

这样的方法有许多。下面我们举出四种方法：

• 要求团队成员利用四要素之一制作一系列有关的图像；例如用土地作四幅画，用水作四幅画，等等。比如，一个人倘若对水这个要素感兴趣，他也许就会侧重展现春天、小河、湖泊、瀑布以及海洋等。

• 要求团队成员选择最亲近的要素制作图像，或者选择最难于识别的要素来作画。

• 要求团队成员制作一幅包含两种要素的图像。

• 要求团队成员制作一幅包含四种要素的图像。

工作坊鼓励团队成员制作图像，尽可能去探索每种要素的本质特征以及与自己的联系（见图6.2）。

这种工作坊的时长不固定，从几个小时到几天不等。

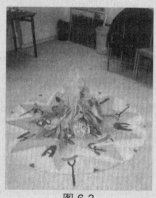

图 6.2

有指导的临床实践

在培训期间，学生需要在被指导的状况下完成至少为期120 天的临床实践，此项实践旨在为学生提供一个连续而又深入的心理治疗工作，要针对病人的绘画来开展治疗工作。这项实践对学生的课程学习极为重要，还能检验学生从实践中学习的能力，以及将理论与实践相结合的能力。

在实习过程中，学生与临床导师（clinical supervisor）合作紧密；临床导师定期与学生见面，讨论患者治疗的事宜。大多数情况下，导师是高级艺术治疗师。

英国艺术疗法协会（BAAT，2009b）认为，艺术疗法学员进行有指导的岗位实习时，最佳的实习实践还包括以下几点：

- 提供一个合适的入职培训计划。
- 提供恰当的病例处理量。
- 帮助检测学员和病人之间的治疗关系，这个关系与治疗过程和病人的艺术图像相关。
- 通过讲授临床技术、介绍与实习工作中的患者群体相关的理论架构，来促进学员的学习。
- 高度关注有关或者直接影响实习工作中的患者群体的地方性或国家性政策（比如儿童保护政策和程序）。

实习导师和学生之间所建立的关系质量是决定能否成功实

现学习目标的关键因素。尽管这不是唯一因素，但在很大层面上决定了学员在培训结束之时，是否有能力用艺术疗法中有效的治疗手段来帮助患者。

基于课程的指导团队

除了在实习时会接受指导，学生也接受来自课程老师的指导。这种"内部"的指导团队（有时也称为反思性实践团队）是学生职场实习指导的补充，帮助学生学习治疗课程。

最初，这些指导团队主要关注一些实际问题，比如学生怎样才能找到合适的病人，怎样建立一个安全的工作空间。然而，随着时间的推移，除了某些特别安排的学习内容以外，他们采取了更为宏观的视角，涵盖了整个实习职场中产生的问题、想法、情感和图像（Brown et al., 2007; Edwards, 1993a; Skaife, 2007）。

个人治疗

在整个培训过程中，要求学生每周至少进行 1 小时的个人治疗。这个要求大体上与其他的精神分析和精神动力学培训一致（Jacobs, 2011）。个人治疗是强制性的，也就是说，它是必修的一部分课程，但是不考试评估。

唯一的要求就是学生的治疗师需要定期书面告知学生治疗还在进行。

学生需支付他们个人治疗的全部费用。

个人治疗成为心理治疗培训的一个组成部分基于下面几个原因：

• 第一，个人治疗为学生提供了在实践中学习的机会，有利于他们对治疗过程的全面理解。

• 第二，个人治疗为学生提供一个认识和解决他们自己未能解决的问题的机会，以便他们能更好地处理与病人之间的压力，也不用受到过多来自内部问题的干扰。这可能包括学员希望通过培训成为一个艺术治疗师的潜意识动机（G.Edwards，1984；Barnett，2007）。

• 第三，在课程之外进行个人治疗能给学生一定程度的情感帮助，这是课堂教学无法提供的。

艺术实践

在培训的全过程中，老师希望所有的艺术疗法学生都能一直积极地参与自我艺术实践。这方面的培训极为重要，因为这能帮助学生深入实践他们的创造性活动，同时也能帮助他们更丰富、更全面地理解各种形式的视觉语言。

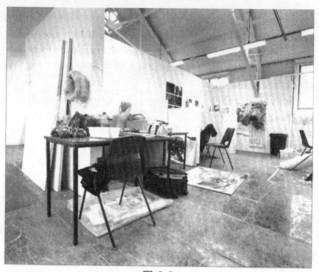

图 6.3

艺术工作室为学生提供了一个机会，让他们能够在不同的工作室实践、艺术历史文化和治疗过程之间建立不同的联系。这也使得他们能够通过多种多样的艺术媒体，进一步培养自我表达的技能。

麦克（Michael）

我参加了一个初级工作坊，由此对艺术疗法有了初次体验。我感觉自己多年后又回到创作人体标记的时候了，对此我感到惊喜和兴奋，我立刻联想起在艺术和设计基础课的经历，感到一种释放和回归。创作出一个能够直接反映个人心路历程的作品是振奋人心的，我又感觉自己领悟了。再次领悟的力量点燃了我想要成为艺术治疗师的愿望。

　　下面的图片（图6.4）是我于20世纪90年代接受艺术治疗师培训的时候所画。那蜷缩一团的人物形象让我想起我理解的舞踏（Butoh）特质——"暗黑舞踏（Ankoku-Butoh）：完全黑暗中的舞蹈（Dance of Utter Darkness）"，是一种形体剧场。

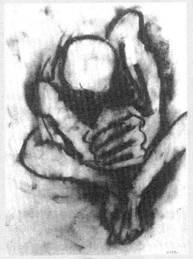

图 6.4

　　它起源于战后的日本。我是20世纪80年代在艺术学校上学时接触到舞踏的。由于受身体内部动机的驱动，它给观众一种既惊悚又笨拙的美学感。当时我还是一名摄影系的学生，我看了著名摄影师威廉·克莱因（William Klein）和细江英公（Eikoh Hosoe）拍摄的舞踏表演者的照片。我观看山海塾

（Sankai Juku）在工厂演出的影片，他身体倒挂在绳子上，双手打开像一个半人状的蝶蛹。舞踏表演者经常会剃光他们的头发，或多或少裸露身体并涂成白色，他们就像是超凡脱俗的人物。我曾经听过这样一个传说，在一次表演中，所有的舞者都用他们的脚踝把自己倒挂在大楼外面，高高地悬挂在大街上空。其中一个表演者掉了下去，但是其他人却不受影响，仍旧继续表演节目。舞踏对于我而言，代表着另一种美的极端与艺术，是真正处于生死之间、处于恐惧和疯狂的边缘。

这是一幅内心真实情感的图画，尽管作画人带着自发的、冲动的、急迫的心情完成了这幅画，但它仍旧有不足：粗糙、奇怪的线条，肮脏不堪的蜡笔涂抹得模模糊糊。当我刚打算用这些画迹来表现我内心的想法时，我脑海里一片空白，这幅画是既粗糙又肮脏的一幅舞踏图。

参加艺术疗法培训使我加深了对图画含义的理解，这是仅靠智力训练无法做到的，还需要感觉和情感。这幅图标志着我对艺术疗法的理解进入了一个重要的阶段，摄影已经完全满足不了我的心理需求，绘画疗法正好帮我保持了心理的平衡。我不应该仅仅满足于做一个观察者，在照相机后边我可以对人生保持一定的情感距离，而艺术疗法则期望我有情感参与。这个将内心情感体验和表达联系起来的过程经完善后，已经用于我长期锻炼的太极拳中。其实，舞踏至少在培训严谨态度方面，如果不是在表达方面的话，与太极拳锻炼有着共同点。

看到这个图片我就在想，他的手里拿着什么，身体又在向前倾，好像是要给人什么东西。双手拿的是什么珍贵东西吗？是一只轻巧的、脆弱的、纤弱的昆虫吗？这个人体在保护什么或者在阻止什么逃跑吗？我们会见证一个破坏和残酷行为发生之前的那一时刻：那一刻任何信奉的事物都会消失殆尽吗？

这幅图可以说明一个学员的境遇，反映了学员脆弱、兴奋和不确定性的复杂心情。画中人物捧起的双手蕴藏着对未来的希望。也许，画中这个人物代表培训的课程，学员被捧在双手里？当我不断回头对这幅画进行鉴赏时，图画的意义动态地变化着，事物的真理也一直在变化，是因为人的经验会改变观点。现在再看看这幅图，我能从中体会到很多意义，我很感激有这么一幅画，因为它可以让我反思和思考，而书面记录却无法达到这一效果。（Michael Atkins，2013，私人信件）

怎样才能成为合格的艺术治疗师？

经过培训，一个合格的艺术治疗师应该拥有丰富的艺术知识和经验，具备创造性的思维过程和非口头的表达方法，同时他还要能创造出一个氛围，让病人能够感觉很舒服地借助艺术这个媒介来描述或探索情感。

一个合格的艺术治疗师应该能够：

- 在提供艺术疗法时，遵守他（她）所在工作单位的规章制度。
- 为艺术疗法的进行创建必要的物理和心理条件。
- 评价和反馈艺术疗法的结果和有效性。
- 针对不同类型的患者，要足够变通、灵活地开展不同类型和风格的艺术疗法。

- 在大压力环境下处理好工作问题。
- 向同事和其他专家提供艺术疗法本性和理论的信息。
- 清楚知道如何给予患者情感上的回应，客观灵敏地处理与患者的关系。
- 对于种族差异、文化差异、性别差异、阶层差异等保持高度敏感性，并且敏锐了解这些问题对患者的影响。
- 承担职责范围内的管理和行政任务。

只有将经验和技能综合起来，艺术治疗师才能够为患者提供独特的服务和治疗。[1]

职业继续发展

即使艺术治疗师的培训非常全面，艺术治疗师培训也只是艺术疗法这个终身职业的开端。艺术治疗师们不仅要通过进一步研修学习、参加会议、不断更新文献知识，以及继续艺术创作来保持和发展自身作为艺术家和治疗师的技能，此外，他们还需要掌握与工作相关的其他专业技能，包括计算机的使用、信息技术、临床审核、科研、监管和教学。

下面的章节将会更加详细地讨论艺术治疗师如何进行职业继续发展（continuing professional development）。

---

1 更多与艺术疗法职业相关的问题请参见 www. baat.org/career.html （2013-05-30 访问获取）。

就业前景

在本章的结尾部分讨论艺术治疗师的就业前景显得极为重要。近年来，艺术治疗师的就业前景就目前来看的确存在困难。经济正从过去的萧条期缓慢复苏，联合政府似乎已经决定缩减公共部门的经费。尽管如此，英国艺术疗法系的学生仍旧能够找到工作，哪怕在过去三年的时间里，毕业生的就业率下降了12%（BAAT，2010）。

英国艺术疗法协会（BAAT，2010）近期做了一项有关新取得艺术治疗师资格的人的调查，其中发表的一些重要结果表明：

- 过去三年时间里，取得艺术治疗师资格的学生中从事有关艺术治疗师职业的人数占58%，低于前年的数据67%。
- 其中，仅有22%的人是专门的艺术治疗师。
- 2007年取得艺术治疗师资格的人群中，找到艺术疗法治疗师工作的平均时间为7个月，2008年为10个月；而新近取得艺术治疗师资格的人为2.5个月。

然而，这样良好的就业势头在未来经济困难时期是否也能持续，还有待时间的检验。英国政府目前的经济政策是大量削减公共部门的经费，这种趋势还会继续。因此，当前那些刚毕业的艺术治疗师的就业不再倾向于国民健康服务体系，他们中越来越多的人选择自发创业。如果这种趋势继续下去，很有可能影响到未来艺术治疗师所接受的培训类型。

扩展阅读

Further reading

Case, C. and Dalley, T. (1992) *The Handbook of Art Therapy*, London: Routledge.

Schaverien, J. and Case, C. (eds) (2007) *Supervision of Art Psychotherapy: A Theoretical and Practical Handbook*, London: Routledge.

Waller, D. (1992) 'The training of art therapists: past, present and future issues'. In D. Waller and A. Gilroy (eds), *Art Therapy – A Handbook*, Buckingham: Open University Press.

Useful websites

The British Association of Art Therapists: www.baat.org/

The Health and Care Professions Council: www.hpc-uk.org

7. 行业议题

本章提要

　　本章讨论当前社会医疗形势下英国的艺术疗法，包括讨论英国艺术治疗师协会、健康与保健专业委员会在维持和发展行业标准中发挥的作用，并讨论临床监督和基于证据实践的重要性。

英国艺术治疗师协会

　　到了 20 世纪 60 年代早期，在整个英国，越来越多的艺术家都能在医院和诊所谋得艺术治疗师的职位。这一职业往往情况特殊、收入微薄。不久，艺术治疗师便开始致力于改善他们的就业环境，从整体角度考虑职业发展，因此拥有一个中心机构代表他们的集体利益，为公众和用人机构提供建议和信息，显得尤为必要。

　　英国艺术治疗师协会于 1964 年成立，这是迈出的极为重要的一步。协会帮助艺术治疗师获得了独有的职业身份，树立起职业精神，为提高薪资待遇与改善工作条件向政府展开了游说活动。

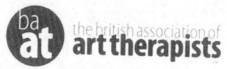

图 7.1

该协会成立时的目标是：

- 推动艺术和其他创造性活动作为治疗方式的应用。
- 促进该协会会员的利益。
- 向公众及其他利益团体介绍关于艺术疗法的理念。
- 本着"追求该协会的目标"的原则，与其他组织合作。
- 鼓励新人进入该行业，开展培训课程，并为会员设立专业能力标准。[1]

英国艺术治疗师协会自成立以来，一直致力于实现这些目标，通常就工资和工作环境类似的事宜，支持、代表会员的利益。此外，协会加强与工会运动（trade union movement）的密切联系，不断实现既定目标。

近年来，英国艺术治疗师协会主要将精力集中在以下方面：

- 为培训课程和专业实践设立标准。
- 为艺术治疗领域的集思广益、推动创新提供平台。

1　见 Waller（1991）关于英国艺术治疗师协会成立和它在英国该职业形成中的作用的详细讨论。

- 组织会议。

- 出版参考书目和其他专业指导文件,例如"审计速成"全套资料("Off the peg audit pack")和"艺术治疗师的入门"信息咨询包("Getting started as an artist therapist" information pack。[1]

- 回复来自公众、官方机构和媒体的问题。

- 赞助、核对艺术治疗师实践研究网(ATPRN)的研究。

- 为面临工作相关问题的会员提供建议和支持。[2]

1977年,英国艺术治疗师协会成为担保责任有限公司,也就意味着它成为一个非营利组织。

协会所有会员都会收到一份每季度一期的时事通讯和多份协会杂志——《艺术疗法国际期刊:Inscape》(*International Journal of Art Therapy:Inscape*)。

会员还享有访问英国艺术治疗师协会网站中特定板块的权利。该板块拥有海量的文档和指导文件可供下载,还有一份提供新闻、课程和职位空缺信息的电子月报。

在艺术疗法领域,任何个人,只要持有被认可的研究生学历,且在健康与保健专业委员会(HCPC)注册,都可以申请成为英国艺术治疗师协会的正式会员。

---

1 www.baat.org/bibliography.html, www.baat.org/members/audit.html and www.baat.org/members/Getting_Started_Complete_Pack.pdf [需要密码](2013-05-30访问获取)。

2 www.baat.org/aboutbaat.html(2013-05-30访问获取)。

至本书编写时，即 2013 年 2 月，英国艺术治疗师协会已有 1987 名会员，包括 899 名正式会员，108 名准会员，45 名海外准会员和 324 名见习会员。

英国艺术治疗师协会的结构和组织

英国艺术治疗师协会的执行机构为理事会，负责管理协会的业务。理事会由 4 名主管（会长、副会长、名誉秘书、名誉财务主管）和其他选举出来的成员组成。理事会的所有成员都是在年度大会（AGM, annual general meeting）上选举产生，并有固定的任期。理事会成员代表协会履行各种职责，包括主持协会的各分会会议以及代表多个业内的职业团体。

自 2003 年以来，理事会的工作得到了协会首席执行官的支持。[1]

来自协会工作小组和委员会的代表也可以参加理事会会议。这些委员会，也就是工作小组和特殊利益小组，负责该协会其他的工作领域，例如伦理学、职业发展和会员资格，促进艺术治疗在更广阔的领域中发展，如面向老年人、自闭症谱系（autistic spectrum）者提供艺术疗法，以及艺术疗法在教育、法医精神病学、学习障碍方面的应用。

1　www.baat.org/council.html（2013-05-30 访问获取）。

例如，艺术疗法、种族和文化（ARC, The Art Therapy, Race and Culture）分会研究、收集与种族、文化相关的艺术疗法信息，旨在提高机会均等意识，加强训练和实践，并为那些工作在跨文化、跨种族环境下的艺术治疗师提供帮助。

为了支持各地方的艺术治疗师工作，英国艺术治疗师协会有 20 个区域分会，覆盖英格兰、威尔士、苏格兰和北爱尔兰，还有一个分会负责满足欧洲和世界其他地区协会会员的需求。

区域分会举行不定期的会晤。除了提供讨论和信息传播的平台，这些分会还会赞助其他活动，活动形式多样，既有全国性的会议，也有针对特定主题或议题的研讨会。

英国艺术治疗师协会取得的成就

1982 年，主要是在英国艺术治疗师协会的不懈努力下，艺术疗法这一职业正式被卫生和社会保障部认可，同时，艺术治疗师首次拥有了与职业治疗师类似的工资待遇和工作环境。

1984 年，英国艺术治疗师协会颁布了《艺术治疗师行医规范》（*Principles of Professional Practice for Art Therapists*）（BAAT, 1984）；1986 年，协会首次公布了经过认证且在英国工作的国家艺术治疗师名单，该名单后来被重新命名为"艺术治疗师名录"（Directory of Art Therapists），该名录可在英国艺术治疗师协会网站上获取。[1]

1990 年，当时的地方政府全国联合委员会正式认可了艺术治疗师的职业资格，成功地为艺术治疗师成为服务于社会和社区的专业人才铺平了道路。

经其不懈的努力和取得的成就，英国艺术治疗师协会已经成为英国艺术疗法行业的官方代表。

尽管协会内部在涉及一些问题时会发生一些矛盾和冲突，如有关会员标准、培训标准以及国际期刊 Inscape 的编辑政策等，但该协会为辩论和调解行业潜在的分裂提供了一个必要的平台，这一功能在帮助艺术疗法在英国成为一个独立职业的过程中起到了不可估量的作用。

国家注册和健康与保健专业委员会的作用

直到1997 年，在经过了一场持久的运动后，艺术治疗师才获得了国家注册。当时 1960 年颁布的《医药辅助行业法令》（*The Professions Suplementary to Medicine Act of* 1960）已扩展并包含了艺术、戏剧和音乐领域的治疗师。通过加入"医药辅助专业委员会"（CPSM, the Council for Professions Supplementary to Medicine），艺术治疗师成为上述法令覆

1　www.baat.org/members/regions.html [需要密码]（2013-05-30 访问获取）。

盖下"专项心理治疗领域"的首批职业之一（Waller，1999：110）。

2002年4月，"卫生专业委员会"（HPC，the Health Professions Council）更名为健康与保健专业委员会（HCPC，the Health and Care Professions Council），替代医药辅助专业委员会（CPSM）来负责艺术治疗师的注册。

作为英国独立的监管机构，健康与保健专业委员会负责职业健康和社会保健行业目前所管辖的16个职业的培训标准制定和维护，以及职业开展情况与职业规范。[1]除了艺术治疗师（即绘画、音乐和戏剧治疗师），还有职业治疗师、心理治疗师、语言治疗师和心理医师。国家通过保护艺术治疗师和艺术心理治疗师的职业头衔，从而正式认可了艺术疗法行业。除此之外，资格认证也给广大公众提供了保护，艺术治疗师必须经过适当的培训才能行医。

英国艺术治疗师协会和后来的健康与保健专业委员会监管功能中的一个重要方面就是确保艺术治疗师具有良好的职业道德操守。例如，合格的艺术治疗师应当时刻维护患者的利益，不会因为如种族、阶层、性别、残疾或性取向等因素而歧视患者。

资格认证明确了艺术治疗师所从事工作的性质和范围，并规定了治疗师与患者以及其他保健专业人员的交流。换句话说，

1　更多细节请参见以下网址 www.hpc-uk.org/aboutregistration/professions/index.asp?id=14
（2013-05-30 访问获取）。

资格认证除了涵盖职业技能标准、教育与培训标准和职业继续发展标准，还包括职业操守、执业情况和道德标准。

顺利完成研究生培训，并经健康与保健专业委员会批准的所有艺术治疗师将自动获得注册资格。此外，该委员会还负责核查不在英国接受培训的艺术治疗师的注册申请。一旦注册，艺术治疗师需要交保管费，以保留他们在登记册上的名字，并书面确认他们持续达到在职业操守、执业情况和道德方面的标准。[1]

《道德规范》和《行医职业规范》

1984 年，英国艺术治疗师协会出版了《艺术治疗师行医职业规范》（*Principles of Professional Practice for Art Therapists*）；1994 年出版了第一本《道德规范》（*Code of Ethics*），在全国艺术疗法领域内实行。这些文件标志着英国艺术疗法行业进入了发展的重要阶段。例如，行医职业规范（PPP, Principles of Professional Practice）的颁布标志着协会首次尝试把英国艺术治疗师的集体知识和经验汇集起来，旨在为艺术治疗师的行医实践提供一套统一的标准。行医职业规范中提供的指导涉及保密、备案、展示病例、病例件数等诸多方面。行医规范

---

1 www.hpc-uk.org/check/（2013-05-30 访问获取）。

在一方面建立起职业标准，保护患者利益；另一方面为艺术治疗师提供有关工作环境的指导。

19 世纪 90 年代中期，随着艺术疗法不断发展成为一个国家注册的职业，行医职业规范也进行了重新修订，同时艺术治疗师的道德准则已经形成。行医职业规范和道德准则的区别在于，前者告知艺术治疗师要共同遵守的价值观和标准，而后者提供了一套行为规范。

在随后的几年中，《道德规范》和《行医职业规范》得到了进一步修订，旨在于实践中更好地反映行业的发展，并将准则规范和立法相一致，如 2000 年种族关系（修正）法案，1998 年人权法案，1998 年数据保护法案，以及 1995 年和 2005 年反歧视残疾人法案。[1]

英国艺术治疗师协会《道德规范》的复本可从协会网站 www.baat.org/ethics.html 下载。

道德困境

就其本质而言，艺术治疗师所从事的具体工作给从业者带来了这样或那样的职业困境和道德困境。另外，由于艺术疗法

---

1 www.legislation.gov.uk/ukpga/2000/34/pdfs/ukpga_20000034_en.pdf，www.legislation.gov.uk/ukpga/1998/42/data.pdf，www.legislation.gov.uk/ukpga/1998/29/data.pdf 及 www.legislation.gov.uk/ukpga/2005/13/pdfs/ukpga_20050013_en.pdf（2013-05-30 访问获取）。

过程中通常会产生如油画、素描或者三维物体等形式的物质材料作品，这些是这一行业经常出现的道德困境。针对这些问题，英国艺术治疗师协会在2009年出版的《艺术疗法、笔记和法律》（*Art Therapy*, *Note-Writing and the Law*）信息咨询包中给出了指导建议，并包括以下评论：

> 虽然艺术治疗师可以大致参考治疗师和咨询师如何在行医实践中遵循法律，但是他们还要依法处理绘画作品，有必要澄清绘画作品作为工作数据和证据的专业观点（BAAT，2009a：10）。

患者治疗内容的保密性给艺术治疗师带来了不少特别棘手的相关问题（Edwards，1993b；Kessler，1993；Maclagan，1993；Moon，2000）。治疗的保密性是医患关系的一个重要方面，也是建立起信任、安全的治疗环境的一个必要前提。患者理所当然地会关注自己的隐私保护，确保所说的以及通过艺术作品所表达的意思不会损害自己的利益。

例如，绘制暗示性虐待的图画可能导致伦理困境，因为它打破了维护治疗关系的完整性以及与同事分享信息的责任之间的良好平衡。另外，X—光片的图像意义不受特定情境限制，很有可能在任何地方都能被专业人员认同；而与之不同的是，这种在艺术疗法过程中创作的图画有特定的情境，不是所有的人都对其含义有一致的理解。图画的意义也是变化莫测的，让人难以捉摸（BAAT，2009a：10）。

尽管这样的困境很普遍，但艺术治疗师面临的许多道德冲突和问题非常现实，而且棘手。下文的案例正好说明了这一点。

克里斯（Chris）

克里斯，男，35 岁，转至艺术疗法的原因是他变得越发焦躁不安、内向孤僻，他尽可能避免与他人接触。尽管他觉得这种与世隔离的做法可以避免焦虑，很有必要，但他也有种被囚禁的感觉。为了帮助他战胜焦虑，克里斯的心理医生除了给克里斯推荐艺术疗法外，还要求他服用药效温和的抗焦虑药物。

刚接受艺术疗法的时候，克里斯偶尔会走神，但很快就能在治疗过程中绘制图画了。几个星期后，他的图画作品中一个显著的特征就是隐含了"毒品文化"。例如，其中一幅画的主题是一片叶子，仔细观察就会发现，这片叶子毋庸置疑是一片大麻叶子。当被问到画大麻叶的意义何在时，克里斯有些不情愿地吐露，吸大麻是他生活的重要部分，至少在过去 10 年或更长的时间里，他经常吸。他还说，大麻可以帮他放松心情，不像酒会让他时不时地觉得好斗、沮丧，还软弱无力。他同时还透露，他没有告诉心理医生自己已经不再服用他开的抗焦虑药物，不过他也表示会在合适的时候告诉医生。

上述情况揭示了很多道德困境。是否应该告知心理医生？尽管患者已经表明他希望自己告诉医生；是否应该告知警察克里斯吸大麻的事情？毕竟在英国大麻被列为 B 等毒品，携带毒品者要判处 5 年监禁或无限额罚款，或者这两种处罚同时生效。[1]的确，有必要这么做吗？

面对这种情况，"怎么做才对？"是一个难以考虑得面面俱到的问题。如果不告诉心理医生克里斯不再按规定服药，那么会被认为不道德，是没有保护好患者的治疗利益；同时还会被指责为不专业，因为这样做可能会破坏与同事的关系。另一方面，公开秘密就意味着威胁到与克里斯的良好治疗关系，同时也侵犯了他的个人自主权，这是一个很重要的道德原则。

在这个特例中，我并没有直接告诉克里斯的心理医生他停止服药的事情，而是让克里斯明白他自己去告诉医生这件事的重要性。然而，我也的确把克里斯的话写在临床记录（clinical notes）里了。同时，我觉得有必要着手探究克里斯吸大麻的原因。与吸大麻可能带来的法律和健康问题同样重要的是，他似乎用吸食毒品来躲避内心的痛苦。

即使是最详尽的道德标准都不能解决一个艺术治疗师所面临的所有道德或职业困境，况且在上述情形下，不同的艺术治疗师很可能采取不同的解决办法。艺术治疗师需要做的是，遵循职业道德和行医职业规范所列出的原则，应在实践中增长见识，以有见地的、可靠的、负责任的判断保护那些寻求帮助的患者，维护他们的利益。临床监督在其中可以发挥重要的作用。

1　http：//homeoffice.gov.uk/drugs/drug-law/（2013-05-30 访问获取）。

临床监督

人们期望所有的艺术治疗师能够胜任本职工作并具有专业性，这就导致人们把注意力越来越多地放在了治疗师提供或接受的监督的性质和质量上（见 BAAT, 2002；Edwards, 1994, 2010b；Feinberg, 1993；Schaverien and Case, 2007；Wilson et al., 1984）。目前，监督被视为所有心理健康领域的专业人员（包括艺术治疗师）在培训和继续教育中的重要因素。

不管我们是新手，还是有多年经验的治疗师，我们最关心的是：作为治疗师，我们不能损害那些向我们寻求帮助的人的利益。如果我们想要获得、保持并发展艺术疗法的临床技术，我们就必须不断改进、更新我们的实践。主要出于这个原因，监督成为当下英国对艺术治疗师在内的所有心理健康领域的专业人员进行培训和继续教育的基本要素。

"临床监督"在文献中有很多定义，也有不同的解释，且差异较大。例如，健康与保健专业委员会网站上对监督的解释如下：

> 当提到"监督"时，我们指的是一个自主的医生负责对某人的监督过程，这个人通常要么是医生的学生助手，要么是学习新技能的健康专业人士。然而，在艺术疗法领域里，"监督"一词被用于不同的环境中，即艺术疗法过程、与患者之

间的关系受到另一个医生的监督。在艺术疗法领域里，"监督"并非指受监督的人是不自主的，也不是指他们在学习，专业机构认为"监督"是艺术疗法实践的常规部分（www.hpc-uk.org/aboutregistration/professions/artstherapists/index.asp？printerfriendly=1）。

"临床监督"被广泛理解为治疗师得到支持和指导的过程，以确保患者的需要得到正确认识和回应。英国艺术治疗师协会颁布的监督指导方针中规定：

> 监督为良好的临床实践服务，致力于艺术治疗师的专业继续发展（CPD），致力于保护患者以及他们的利益（BAAT，2002）。

英国艺术治疗师协会的监督方针区分了监督的两个范畴或类型："临床监督"和"管理监督"（managerial supervision）。

在这两个监督类别中，临床监督主要关心的是临床问题，如查看和讨论某一特定患者的图画，检查医患关系以及关系中可能促进或抑制治疗的变化。相比之下，管理监督的目的在于为被监督者提供机会去核查他们负责的日常业务和管理任务中出现的困难，讨论未来发展，设定任务和目标，监管培训需要和压力水平，并发现组织动力学（organizational dynamics）对他们工作的影响（BAAT，2002）。

为了达到这个监督目标，通常需要发挥艺术治疗师在治疗过程中的支持、发展和监督作用。正如凯斯和达利（1992：167）所说：

> 对所有艺术治疗师来说，监督工作非常必要。毕业后以及工作的几年里，艺术治疗师不仅需要支持和指导，而且需要广泛了解临床工作中复杂关系的动态发展。甚至对大多数有多年工作经验的艺术治疗师来说，仍需要在工作中得到定期的指导。在对工作有了客观的见解和新的认识后，治疗师们才能在工作实践中贯彻新的灵感。

监督存在于心理治疗和教育之间的某个位置（Pedder，1986）。确切地说，究竟应该在何时进行监督，会随被监督者职业的发展程度不同而不同。

实践中的临床监督

尽管人们一直广泛认同临床监督在艺术疗法这个职业中的

重要性，但实现临床监督目标的最佳方法存在很大差异。监督
究竟可以在多大程度上帮助艺术治疗师的学习和个人发展，为
患者提供安全的服务，还有很多其他的重要因素，包括临床监
督人员和被监督者都要始终遵循监督流程（Omand，2010）。

其他因素包括：

- 监督者的专业背景和理论方向。尽管许多艺术治疗师都
  受到更有经验的监督者的监督，但也不是所有的艺术治
  疗师都受到监督。英国艺术治疗师协会最近推出的指导
  手册中建议，经过国家注册的艺术治疗师"不应该接受
  来自任何自身未接受心理动力学（psychodynamic）培
  训或者接受的培训都不符合要求（比如没有涉及移情以
  及反移情的问题）的人的监督，也不应该接受那些自身
  未受过监督的人监督"（BAAT，2002：2）。

- 监督者和被监督者之间的工作关系也是可能影响监督结
  果的一个因素。因此，监督者（和被监督者一样）重视
  和致力于监督、正确理解艺术疗法、清晰客观地提供有
  益的反馈非常重要。同时，提供的监督应该是有创意的、
  自信的、定期的，可以提供反思的机会，并且足够灵活，
  从而可以满足艺术治疗师所处职业生涯不同时期的不同
  需求（Edwards，2010b）。

- 如何组织监督会影响监督所发挥的作用大小。比如说，

监督可以是个人的形式，也可以是小组的形式。一些监督者会要求被监督者把详细的病例笔记和患者图画一起带上，还有的监督者喜欢不那么有结构性的即兴方法（Maclagan, 1997；Schaverien and Case, 2007）。

- 最后，另一个可能会影响监督结果的重要因素就是个体性格差异，还有性别、年龄以及种族等因素（Calish, 1998）。

实际上，监督过程包括情感支持和体验式学习的结合，以及许多介于二者之间的方式。因此，任何监督过程可能都既包括对临床实践的理论探讨，也包括探索艺术治疗师应对患者和他们在创作图画过程中产生的思考和感受。

苏（Sue）

苏在我们面前的桌子上放了五六张图画。所有的图画都来自于一个艺术疗法小组的患者们，苏在当地一家精神病医院长期经营一个艺术疗法小组，该小组每周接受一次治疗。她没有直接谈论这些图片，而是想先告诉我最近她所经历的许多个人困惑，这些我已经从之前的谈话中感受到了。苏告诉我这些困惑至今一直都存在于自己的生活中，尽管有时会令她分心，但她要时刻记住这些困惑。在她告诉我这些的时候，我也想知道她是否也在评论我们的关系——评论几次监督过程期间，我是否记得她——但她对此什么也没说。

然后，苏告诉我，她的工作间是按照她的要求重新装饰过的。对于这个改进，她很开心，因为这是她职业生涯中第一次可以直接把控自己的工作环境。而后，她详细地向我描述了她的新工作环境以及这种改变是如何影响她以及她在那里的患者。

然而，在这番愉快的描述之后，她接着表达了她对于这间房子命运的担忧。最近，在她跟自己的直接经理交谈之后，她担心经理已经打算让不同的职员用这间房子去从事艺术疗法之外的活动。当说到没有房间搞艺术疗法的时候，她的声音透露出焦虑和不安。这间房子太小了，一旦这样做了，她的工作将会受到严重影响。对于艺术疗法的前景，她很烦恼。苏告诉我，这是另外一件她不得不去思考，也很讨厌的事情。当她这样说时，整个房间充满沉重的气氛。

她所提及的边界问题，这是之前的监督过程中就出现的主题，我认为要思考的东西还很多，在监督过程中很难把所有的问题都放在一起。事实上，她所说的既有实际的情况，也有比喻的成分。我的看法是：只要没有人考虑到如果按照提议去做而改变了房间的使用会对她产生影响，苏就感到缺乏融容性，我也同时有了这样的想法，即她对于监督过程可能有类似的感觉，也许，她觉得这样的监督过程也让她缺乏融容性。

这次监督过程在这种氛围中延续了一段时间，而我渐渐地明白苏告诉我的这些事情的核心是她感觉到一种深深的忽略感，一种自己所工作的机构给予太少甚至不给予的感觉，一种为自己仅有的那点东西也要一直奋斗的感觉。这些职业担忧和她的个人境况是一致的。

我问苏，她认为该怎样把她告诉我的这些事情和她的那些患者的需求和现实境况联系起来呢？那些患者的图画被带来了，但我们还没有讨论过。她停顿下来，想了一会儿，然后建议了许多方法，这些方法把她的个人故事和患者的生活经历交织在一起，包括被忽视、被孤立的感觉，不被认可的感受，物质和精神需求都没有得到满足。建立起这些联系以后，我们开始尝试性地探索这种身份认可的本质以及她的需求和境况在某些方面与她的患者的需求和境况存在的差异。

这些比喻，尤其是那些将外部和内部世界联系起来的空间比喻促进了新的想法、视角和洞察力的出现。也许更重要的是，通过促进思想由无意识向有意识的转化，比喻可以让我们把分别出现在小组、工作地点和监督过程中的活跃心理过程联系起来。

从本质上讲，监督者的任务就是创造一个思考、感受和反思的空间，"供某种程度回忆的空间，和病人有关的一些不深入的想法、感受和幻想会被逐渐意识到并进行反思"（Mollon，1989：120）。如果监督者可以帮助建立一个这样的空间，那么监督过程可能会成为让艺术治疗师自由发挥和想象的地方（Edwards，2010b）。

艺术治疗师熟悉图画创作和创新的过程，可以极大地帮助他们利用这种方式参与监督。如果艺术治疗师能够把自己作画当作监督的一部分，那么这一点尤其明显（Brown et al.，2003；Lett，1995）。无论是在监督过程后还是在监督过程期间，让图画成为监督过程中不可或缺的一部分，加深艺术治疗师对治疗过程的理解、包容和回忆，都将是一种很有成效的办法（见 Schaverien and Case, 2007；Henzell, 1997b）。

约翰（John）

许多年前，我曾经监督过一位男性艺术治疗师约翰。他在给一个女患者治疗期间，发生了一个意外，这让他很沮丧。在约翰看来，自己与患者之间建立了一个还不错的工作关系，后来让他非常意外的是，患者非常生气地把他所有的轻微不当行为都指控为"职业不端"（professional misconduct）。监督时，他给我重新讲述这段经历，让我感同身受，约翰形容说就像被鱼雷击中一般。在被控告前，他没有得到任何预警，他的雷达系统让他失望了（也就是说，我让他失望了，我没有给他任何预警），这段经历对他来说是毁灭性的。

只有让约翰创造性地思考发生的事情时，他沮丧的心情才有所缓解，那位患者的攻击行为的意义才逐渐显现出来。约翰画的自己被鱼雷击中的图画对于这样的解读很关键，我们或许也该提醒我们自己，鱼雷不仅仅是在外形上像男性外生殖器，而且可以制造内在而不是外在的伤害。而实际上约翰不知晓的，也是所有相关人员不知晓的情况是：约翰的患者在孩童时就遭遇过性侵虐待，而在艺术疗法中，又再次经历了那种感受。患者在辱骂约翰的过程中，这是她唯一能想到的办法，让约翰知道了她有什么样的感受，不仅是对他，还有对她自己。让约翰更好地理解了患者攻击他的意义，使得治疗从原本可能要失败的程度得以继续和发展，并且这也鼓励了约翰更加信任自己在与患者接触中产生的印象和感受。

职业继续发展

一直以来，人们认为成功取得了一项职业资格只是一个开始，而不是一名艺术治疗师学习的结束。而且，正如前面所提到的，在英国，艺术治疗师有责任确保他们有能力胜任工作，并且治疗过程合乎道德。因此，职业继续发展（CPD，continuing professional development）已经成了一种质量保证的形式。也就是说，它为人们提供了一种途径，通过它人们可以看到艺术治疗师为了保护公众，承诺提高临床治疗水平，并保持这种高水平。

对于一名初获资格的艺术治疗师来说，仍然需要不断获取大量的知识和经验，从而比较顺利地从一名新手晋升为一名专家。然而，不管是从职业角度来说，还是从道德层面来讲，经验丰富的艺术治疗师都有责任和义务在这个领域里与时俱进。因此，在英国执业的艺术治疗师在获得认证后仍会定期接受一些教育。

健康与保健专业委员会将"职业继续发展"定义为"一系列的学习活动，贯穿整个职业生涯，健康专家通过这些学习活动来提高、保持自己的行医水平，在治疗方法不断进步的大环境下，能够提供安全、有效、合法的治疗"。[1]

---

1 www.hpc-uk.org/assets/documents/1000119FShort_guide_to_CPD.pdf（2013-05-30 访问获取）。

健康与保健专业委员会在职业继续发展的标准中，要求注册者必须做到：

1 对于他们的职业继续发展活动，要保持一个连续的、不断更新的、准确的记录；

2 证明他们的职业继续发展活动融合了多种学习活动，这些学习活动要与当前或者未来的实践有关；

3 努力确保他们的职业继续发展有利于提高实践和服务的质量；

4 努力确保他们的职业继续发展可以使患者受益；

5 如果被要求，随时能够提供证明自己进行职业继续发展的书面文档。[1]

这类职业继续发展活动可以有多种方式，如参加更高级别的培训，参加会议、短期课程或者工作坊，或者是通过自主式学习的形式，包括写论文发表、进行研究活动、不断发展自己的艺术创作能力（Brown，2008）。[2]

艺术治疗的相关研究

在艺术疗法的发展过程中，将艺术用于诊断目的的研究发挥了重要的作用。尽管有大量关于艺术与心理健康关系的

1 www.hpc-uk.org/registrants/cpd/standards/（2013-05-30 访问获取）。

2 www.hpc-uk.org/ registrants/cpd/activities/（2013-05-30 访问获取）。

研究，由此也产生了许多文献，但不管是对艺术治疗师，还是对那些深受精神困扰的患者来说，其研究价值还有待商榷（Thomas and Jolly, 1998）。阿纳斯塔西和弗雷（Anastasi and Foley, 1944：169）在一份关于精神病患者创作的绘画作品的早期回顾中评论道，"由于不能充分地控制实验条件，再加上过多的理论猜测常常使数据变得模糊，所以，相对而言，几乎无法从这个领域的众多文献中得出一个定论"。这一评论在海金（Hacking, 1999）、海金和弗曼（Hacking and Foreman, 2001）的文献综述中也得到了支持，他们的文献综述梳理了过去 20 年里出版的由成人精神病患者创作的绘画作品中所展现出的病理特征。

然而，人们依旧在做着各种尝试，特别是美国的艺术治疗师，期望可以通过发展可靠的评估程序或者"投射测验"（projective tests），运用多种形式的图画制作方法，寻找再现暗示心理苦恼的主题、色彩、动机和符号（所谓的"图示"graphic indicators）。例如：在孩子的画中，如果把恶劣的天气（雨、雪、冰雹或者风）在尺寸上画得不成比例或者比例过大，也许就可以判定这些恶劣的天气代表着一种来自外部的威胁，而这种外部威胁很可能是某种身体虐待（Manning, 1987；Willis et al., 2010）。

美国的艺术治疗师在临床工作和研究中，使用了多种评估工具（见 Betts, 2006; Gantt, 2004; Gilroy, 2011; Oster and Crone, 2004）。他们除了使用了著名的测验方法，如"房—树—人测验"（Buck, 1992）以及"动态家庭绘图测验"（Kinetic Family Drawing Test）（Burns and Kaufman, 1972; Handler and Habenicht, 1994），还使用了诊断性绘图系列（DDS, Diagnostic Drawing Series）（Mills et al., 1993）、李维克艺术疗法的情感和认知评估（LECATA, the Levick Emotional and Cognitive Art Therapy Assessment）（Levick, 2009）以及曼德拉评估研究工具®（the Mandala Assessment Research instrument）卡片测验©（Elkis-Abuhoff, 2009; Frame, 2002）。

北美的艺术治疗师强调使用艺术评估工具的重要性，以下这些人物影响了这项观点的形成：弗洛伦斯·古德纳夫(Florence Goodenough, 1975)、凯伦·麦舒文（Karen Machover, 1949）以及伊曼努尔·哈默（Emanuel Hammer, 1958）首先开始把绘图作为评估智商和个性发展的方式，这种方式所依据的理念是：图像可以直接反映一个人的自我意识、当前的情感状态以及与外部世界的关系。

英国的艺术疗法研究

在英国，艺术治疗师们普遍都避免使用基于绘图的评估工具。传统上，他们也倾向于避开这种基于统计的研究方法来证实艺术疗法。这种谨慎一直以来也延伸至关于艺术疗法进程和结果的评估性研究中（Edwards，1987；Gilroy，2006）。这样做似乎有许多原因，包括不够熟悉科学研究方法，也缺乏经验；艺术治疗师想进行研究，但缺少经费和支持；对于研究结果缺少兴趣，尤其是当研究结果好像与实际的临床治疗没有多少关系的时候（Edwards，1993c）。

在某种程度上，这种不同是由于艺术疗法研究所需要的技能向来被认为是"更适合在艺术治疗师获得了实际知识和经验以后进行的高级培训"（Gilroy，1992：234）。这就和美国的情况形成了鲜明的对比，在美国，这些基本的研究方法已经成为课程的主要部分。尽管在过去的10年中，这种情况已经发生了巨大的变化，目前英国也将研究方法作为培训艺术治疗师的一部分内容，但艺术疗法在英国依然还处在发展的早期阶段，但是，在北美，很大程度上由于注重实用和文化，其发展相对来说，已经比较成熟了（请见Deaver，2002；MacNiff，1987，2000；Metzel，2008；Wadeson，1992）。

艺术治疗师在进行研究的时候，正如吉尔罗伊和李（Gilroy and Lee，1995：7）说的那样，他们通常更喜欢"软性一点"（softer）的定性（qualitative）研究方法，而不愿选择基于统计的问询方法。然而，这并不意味着英国的艺术治疗师认为艺术疗法的过程和结果不重要，相反，艺术治疗师们完全意识到了基于实践的研究已经变得何等重要，有以下原因：

- 研究或许可以帮助艺术治疗师获得并分享相关的临床知识和经验（Greenwood, 2011；Greenwood et al., 2007）。
- 研究为艺术治疗师、雇主、患者提供在业内批判性地评估专业发展情况的机会（Michaels, 2010）。
- 研究或许可以帮助阐明"对某一个特定患者群体来说，比起另一种模型，这种模型更合适"（Gilroy and Lee, 1995：8；同见 Crawford et al., 2012；Gilroy, 2006）。
- 通过评价临床结果，研究有助于保证临床责任和功效（Saunders and Saunders, 2000；Wood, 1999）。

在艺术疗法中，研究也很有必要，因为：

> 那些为了争取可接近的、高效的、有作用的、人性服务而奋斗的人，需要所有朋友的支持，心理疗法研究就是一种支持……这是对怀疑性价比的矫正，是对心理疗法模型不适用于严重问题观念的矫正；它挑战了盲目信任某一模型的观点，也挑战了任何人都行的观点（Parry, 1997：12）。

尽管人们还在继续争论这些不同的研究范式和方法的合适

性和有效性，在当前的经济和政治环境下，艺术疗法研究的重要性不容小觑。艺术治疗师已经无法像过去几代人那样坚定地认为艺术疗法可以单纯地靠信任来完成。就像吉尔罗伊（1996：53）的观点一样，艺术治疗师需要评价自己的工作，这"既是为了提高我们的职业可信度，也是为了保护并创造工作"。

基于证据的实践和研究

在过去的 10 年中，源于经济、政治以及伦理道德方面的压力，提供临床结果和其有效性的可靠证据已经成为英国各大健康保障领域备受关注的话题，这其中也包括艺术疗法领域（见 Crawford and Patterson, 2007; Crawford et al., 2012; Gilroy, 2006, 2010; Wood, 1999）。理论上，不同种类的研究方法也许会促进基于实证的艺术疗法。然而，实际上，当系统地比较这些研究方法时，还是会有等级分明的分级，其中，随机对照试验（RCTs, randomised controlled trials）位于最高等级，行业共识（professional concensus）属于最低级。

为了回应人们的这些关注，实行符合基于证据的的医学（EBM, evidence-based medicine）和 / 或者是基于证据实践（EBP, evidence-based practice 有事实依据的治疗方法）要求的研究日益成为重点，基于证据的实践（EBP）就是

"在为个体治疗护理作出决定时，能够做到有责任、明确并且明智地利用当前的最佳证据（Sackett，1996，in Goss and Rose，2002：147）"。尽管基于证据的实践有希望改善有效的健康护理条件，包括艺术疗法的条件，它也正如吉尔罗伊（2006：7）所观察的那样："是一种专属于这个时代的政治和社会现象，它的起源和发展都和英国政府在卫生健康、社会、公平和教育方面的政策有密切的关系。"

支持提供健康护理的证据库的信息是由多家机构核对、发布的，其中包括英国国家卫生医疗质量标准署（NICE，National Institute for Health and Care Excellence）。卫生医疗质量标准署提供给英国国民健康服务体系和其他机构的建议对于艺术治疗师来说喜忧参半。比如说，卫生医疗质量标准署用于管理焦虑[1]和抑郁[2]情绪的指导方针中，一直被广泛地认为是通过给予认知行为疗法（CBT，cognitive behavioral therapy）特权而令艺术疗法以及心理治疗和其他咨询形式处于劣势（见Learmonth，2006a，2006b，2007，从艺术疗法的角度，议卫生医疗质量标准署关于抑郁情绪的指导方针）。

艺术治疗师们已经采用了不同的方法来回应扩大艺术疗法证据库的需要。伍德（1999）确定了一些措施来收集艺术疗法实践和结果的证据。这些策略包括临床审计、收集普查信息、

---

1 www.nice.org.uk/nicemedia/pdf/CG022NICEguidelineamentded.pdf（2013-05-30访问获取）。

2 www.nice.org.uk/CG90（2013-05-30访问获取）。

使用标准的评估和结果测量方法，比如这些由核心信息管理系统[1]开发的测量方法。吉尔罗伊（2001：3）建议除了进行随机对照试验（RCTs）和简单的结果研究之外，艺术治疗师还可以通过"系统的观察研究和其他定性的、合作式的、以及启发式研究（heuristic research）"来获得证据。

回应这些压力的一个重要进展就是组成了艺术疗法实践研究网（ATPRN）。艺术疗法实践研究网是在英国范围内的一个执业艺术治疗师团体，他们可以分享信息，合作完成实践导向的研究和评估项目。英国艺术治疗师协会最近也建立了一个网上图书馆，其中包含了艺术疗法研究的文章以及与之相关的研究方法类出版物，旨在帮助其成员写研究论文、证明工作经历，成员在给服务标价或申请短期工作时能及时收到通知。[2]

要根据基于证据的实践的标准来判断哪些类型和质量的证据是有效的，对于艺术治疗师来说无疑是困难的，这是因为在英国"很少能够找到已经发表的艺术疗法研究［甚至没有］……可以满足'证据规则'和基于证据的医学／基于证据的实践的原则"（Gilroy，1996：53）。然而，卫生医疗质量标准署最近针对成年人精神分裂症的社区医疗（primary care）和二级保健（secondary care）改变了其指导方针，新指导方针更加积极地倡导精神分裂症患者使用音乐、艺术、舞蹈进行艺术

1　www.coreims.co.uk/index.html（2013-05-30 访问获取）。

2　www.baatlibrary.org ［需要密码］（2013-05-30 访问获取）。

治疗，这种方法尤其可以缓解一些消极症状，如社会退缩症状（social withdrawal）和动机不足症状（poor motivation）（Patterson et al., 2011）。[1]

基于个案的研究

当足够多的艺术治疗师获得了可用于拓展职业证据库的研究技巧后，在针对不同背景和不同群体进行艺术疗法时，个案研究很可能是最受欢迎的一种描述、评估和提供理论解释的方法（请见 Greenwood, 2011; Greenwood et al., 2007; Huckvale and Learmonth, 2009; Isfahani, 2008; Michaels, 2010）。作为一种探究艺术疗法进程和结果的方法，个案研究有其局限性，但它也有很多优点（见 Edwards, 1999, 2008; Higgins, 1993; McLeod, 2010; Yin, 2008）。

- 首先，个案研究提供了一种研究方法，它可以关注患者的个体特征。也就是说，关注他 / 她的特殊问题或者难点，关注这些问题如何通过他们的行为、言语及图画传达出来。

---

1 www.nice.org.uk/CG82. 也见 http://news.bbc.co.uk/1/hi/health/7612901.stm（2013-05-30 访问获取）。

- 个案研究提供了一个与我们真实工作性质类似的研究机会。它重视而不是回避或者限制治疗过程的丰富、多样、混杂和复杂。

- 个案研究提供了一个重新审视现有理论的机会，它为解释临床治疗中可能遇到的问题提供了另外一种方法。

- 最后，与随机对照试验所需要的资源相比，个案研究相对来说没有那么昂贵，而且是一种人性化的、基于实践的研究方法。

在未来，无论艺术治疗师使用哪种研究方法，只要将其与专业继续发展和职业自我调节（professional self-regulation）结合起来，都将毫无疑问地在维持、改善心理健康和其他问题的护理质量方面发挥重要作用。

扩展阅读

Gilroy, A. (2006) *Art Therapy, Research and Evidence-based Practice*, London: Sage.

McLeod, J. (2010) *Case Study Research in Counselling and Psychotherapy*, London: Sage.

Schaverien, J. and Case, C. (eds) (2007) *Supervision of Art Psychotherapy: A Theoretical and Practical Handbook*, London: Routledge.

Waller, D. (1991) *Becoming a Profession: A History of Art Therapists 1940–82*, London: Routledge.

Useful websites

The British Association of Art Therapists: www.baat.org/

CORE Information Management Systems: www.coreims.co.uk/index.html

The Health Professions Council: www.hpc-uk.org

National Institute for Health and Care Excellence (NICE): www.nice.org.uk/

术语表

注：除非另有说明，本书出现的所有网址（URL）的最后一次访问日期是 2018 年 1 月 18 日。

付诸行动（act out/acting out）："一项可以被解读为回忆过去事件的替代品的活动。该术语的核心在于用行动代替想法"（Rycroft，1979：1）。

积极想象（active imagination）：在有意识和潜意识之间建立起的积极交流，该方法由卡尔·荣格兴起（Jung，1997）。作为思维过程，积极想象结合了故事、梦境与形象。

爱德华·亚当森（Adamson Edward）（1911—1996）：是艺术疗法的先驱者，也是英国艺术疗法协会的创始人之一。亚当森在圣奥尔本斯参与创办了英国第一个艺术疗法培训课程。亚当森的收藏品超过 5 000 件，都是患者创作的油画、素描、雕塑和陶器。这些藏品现由伦敦南部的兰贝斯医院保管。

美学（aesthetics）：通常泛指对美的理解和欣赏，尤其与艺术相关

（Stecker，2010）。

炼金术（alchemy）：现代化学的前身，在古代和中世纪颇为盛行。卡尔·荣格对此十分感兴趣，将其视为个性化（individuation）过程的标志（Jung，1969，Vol. 13）。

美国艺术疗法协会（American Art Therapy Association，AATA）：该协会为非营利性组织，为会员制订教育、行业和道德标准，致力于向美国公众宣传艺术疗法的信息。更多信息请见 www.americanarttherapyassociation.org/aata-aboutus.html。

接受精神分析治疗的患者（analysand）：指正在接受精神分析治疗的人。

分析心理学 / 荣格心理学（analytical psychology/Jungian psychology）：从瑞士精神病学家卡尔·荣格的理论发展而来的心理学说。在实践中，分析心理学基于自我调节的心理（psyche），关注于获得健全的心理状态，主要通过整合人类行为中无意识的力量和动机。"个性化"（individuation）、"原型"（archetype）、"情结"（complex）、"外向型人格"、"内向型人格"等术语均出自分析心理学，并逐渐成为常用语。

阿尼玛 / 阿尼姆斯（anima/animus）：在分析心理学中，阿尼玛和阿尼姆斯是集体无意识的原型。阿尼玛是男性无意识里存在的内在女性人格，阿尼姆斯是女性无意识里存在的内在男性人格。（译者注：两者又可译为女性潜倾和男性潜倾。）

反精神病学（anti-psychiatry）：笼统地指 R.D. 莱因（1970，1975）、托马斯·萨斯（Thomas Szasz，1974，1977）、巴萨歌莉娅等人（Basaglia， et al.，1987）的作品和思想，他们对正统的精神病学支持的假设和实践提出了质疑。

焦虑（anxiety）：因真实危险或想象中的危险而产生的强烈恐惧或极度激动的情绪。

原型（archetypes）：在荣格的理论中，原型就像直觉，是遗传下来的心理部分，属于集体无意识（collective unconscious）范畴（Fordham，1973）。

艺术（art）：该词在日用语中经常出现，用以形容在创作作品过程中技巧和想象力的表现及应用。如绘画或雕塑（Graham-Dixon，2008），以及对这些作品的评价。见术语美学。

涩艺术（Art Brut）：源自法语术语"原生艺术"（raw art），法国艺术家让·杜布菲在形容官方文化界限以外进行艺术创作时首次使用了该术语，尤其是精神病院里的人创作的绘画作品。英语中与涩艺术相对应的说法是局外人艺术（outsider Art）（Maclagan，2009；Maizels，1996，2009；Rhodes，2000）。

健康中的艺术 / 艺术与健康（arts in health/arts and health）：两个术语都指"在卫生保健领域内发生的艺术活动，为艺术家、患者、保健服务人员和来访者提供接触和参与的机会"（www.artscouncil-ni.org/artforms/artsandhealthcare.htm）。

艺术心理治疗师 / 艺术治疗师（art psychotherapist/art therapist）：两种称谓在艺术疗法领域和临床实践中可以互换使用，两个称谓在英国均受到法律保护；www.hpc–uk.org/aboutregistration/ protect-edtitles/。

艺术治疗师实践研究网（ATPRN, Art Therapists Practice Research Network）：为英国境内执业的艺术治疗师服务，他们从事实践引导的研究和评价工作。更多信息参见：www.baat.org/atprn.html。

艺术治疗 / 艺术治疗师（arts therapies/arts therapists）：专业术语，用于描述具有资格、并在健康和保健专业委员会登记的绘画、音乐和戏剧治疗师；www.hpc–uk.org/aboutregistration/professions/index.asp?id=1#profDetails。

依附（attachment）：指情感联系，人类之间持久的心理联系。依附理论认为情感联系形成于婴儿时期，在婴孩和主要看护人之间形成的情感联系影响日后与他人的联系，如果欠缺这样的联系会引起一些心理问题（Holmes, 2001）。英国精神分析师约翰·博尔白（John Bowlby, 1907—1990）（Bowlby, 1971）和美国出生的心理学家玛丽·爱思华斯（Mary Ainsworth, 1913—1999）第一次使用该术语（Ainsworth et al., 1979）。

对联结的攻击（attacks on linking）：威尔弗雷德·比恩（1897—1979）首次将该术语引入精神分析领域（Bion, 1959）。该术语指在精神病中的心理过程，破坏性的冲击直接干扰了客体（objects）之间的联系。这些冲击对思维的损害极大，内部表现为精神分裂（dissociation），外部表现为投射认同（projective identification）。

自闭症谱系（autistic spectrum）：该术语用于描述一定范围内的状况和发展性精神紊乱，包括自闭症和阿斯伯格综合征。这些病的典型症状表现为社会交际障碍和沟通障碍。

玛丽·巴恩斯（Barnes Mary）（1923—2001）：20世纪60年代著名的精神病病因专家。与R.D.莱因一起参与反精神病学运动，她的画作也很闻名，后来曾在欧洲和北美展出。

阿朗·泰姆金·贝克（Beck Aaron Temkin）（1921—）：被广泛认为是认知行为治疗的先驱者（Beck，1991），贝克是美国精神病学家，是宾夕法尼亚大学精神病学系的荣誉退休教授。

尤金·布洛伊勒（Bleuler Eugen）（1857—1939）：瑞士精神病学家，因其在精神疾病理解方面的贡献而闻名，且第一次使用了术语"精神分裂症"。

边界（boundaries）：边界界定了治疗关系（therapeutic relationship）包括什么，不包括什么。边界的目的是建立起一个适宜艺术疗法发生的空间，安全可靠。这在文献中有时被称为治疗框架（Gray，1994）。边界规范了在艺术疗法中治疗师和患者的行为；如治疗过程有严格的时间限制，在治疗结束前患者的作品一直由治疗师保管。该术语也指"艺术疗法中图像的元素，如图像的栅栏、边缘或封装"（Ambridge in Wood，2011b：37）。

英国艺术治疗师协会（British Association of Art Therapists，BAAT）：英国艺术治疗师的专业组织。更多信息参见 www.baat.org/。

舞踏（Butoh）：第二次世界大战结束后发源于日本的一种舞蹈，它排斥了东西方的舞蹈传统，在缓慢、压抑，有时有些扭曲的舞姿中，传达着紧张的情绪。

恩斯特·卡西尔（Cassirer Ernst）（1874—1945）：德国哲学家，20世纪早期唯心主义（idealism）的主要支持者之一。卡西尔认为人类是"象征性动物"，他们创造出一个充满象征的世界，象征的代表意义是认识人类的重要一环。

艾琳·茜波诺（Champernowne Irene）（1901—1976）：一位颇具影响力的荣格派分析家，与她的丈夫吉尔伯特·茜波诺一道创立并运营着维斯米德中心（1942—20 世纪 60 年代后期），该中心位于英国德文郡，是一家以艺术为治疗方法的机构。见茜波诺（1971，183）、霍根（2001）（第 9 章）、史蒂文斯（1986）和沃勒（1991）（第 7 章），可以了解更多有关茜波诺的生活和工作。

茜波诺基金会（Champernowne Trust）：由艾琳·茜波诺于 1969 年成立，该基金会是一家精神健康和教育性慈善机构，致力于通过使用荣格心理疗法和创造性艺术来促进情感健康。更多信息请见 www.champernowne.org。

弗兰兹·齐泽克（Cizek Franz）（1865—1946）：著名的艺术教育老师和改革者。他因儿童艺术运动的早期活动而闻名。此外，从 1897 年起，他在维也纳开办了青少年艺术课程。马尔文（1995：267）提到齐泽克时说，"他反对的是对于教师这一职业的观念，传统学术观念认为教师就是把智慧传给儿童的专家，而儿童的思维就像'白纸'，等待已有知识的启发。他特别强调教学方法需要结合想象和记忆"。

临床记录（clinical notes）：艺术治疗师对患者进行临床治疗的官方记录。

临床监管（clinical supervision）：一种专业支持的形式，涉及一定范围内的内容；从提供情感支持到经验学习，以及二者兼有的情况。监管建立在小组或个体的基础上（Schaverien and Case，2007）。

临床导师（clinical supervisor）：临床导师有责任帮助被监督者维持和增进自身的专业能力，以及提高他们给患者的服务质量。

道德准则（code of ethics）：道德准则的目的是向公众清楚表达已经达成共识的行为标准、专业判断及职业诚信。英国艺术治疗师协会的《道德准则》复本和《行业实践规范和指导方针》可以从 www.baat.org/ethics.html 下载。

认知行为治疗（cognitive behavioural therapy，CBT）：一种流行的心理治疗方式，由阿朗·贝克（Aaron Beck）创建。认知行为治疗通过挑战人们的思维而影响人们的感受和行为方式，发挥治疗作用（Trower et al.，2011）。

集体无意识（collective unconscious）：在荣格心理学中，一部分的无意识混合着人类继承而来的、普遍存在的记忆力、直觉和经验。

情结（complex）：该术语在精神分析文献中用于描述一种模式，这种模式多围绕一个普遍主题而产生无意识的想法、记忆、感觉和冲动。

具象思维（concrete thinking）：倾向于从字面上或以固定模式进行思考，而不是比喻式地、抽象地进行思考。

精神科顾问医生（consultant psychiatrist）：高级精神病医生，行业中的佼佼者。

医患保密（confidentiality）：英国卫生部在行业准则中提到英国国民健康服务体系对保密性的定义（DoH，2003）：
当一人向另一人（如，患者向治疗师倾诉）透露信息，而在当时所处的情形下，信息通常被认为需要保密。在该情况下，另一人需承担保密义务。保密性还是一项法律责任，源于案例法，且该责任建立在行业准则的范围内（Bond and Mitchels，2009）。

涵容（containment）：针对特定的情感状态所提供的调解方法，目的在于恰当周到地回应剧烈的焦虑情绪。

专业继续发展（continuing professional development，CPD）：健康与保健专业委员会定义为"保健专家通过一系列的学习活动，能在他们的职业生涯中维持和发展自身的水平，以确保在执业过程中保持安全、有效、合法"（www.hpc-uk.org/registrants/cpd/）。艺术治疗师为了一直符合健康与保健专业委员会的要求，需要保持一个连续的、即时更新的、准确的专业发展记录；专业发展活动包含一系列有关现阶段或未来工作实践的学习活动，以期保证他们的专业发展有助于提高行医质量和服务质量。

反移情（countertransference）：拉普兰（Laplanche）和珀特里斯（Pontails）（1988：92）将其定义为"分析师对个体分析对象（analysand）的无意识反应，尤其是对分析对象自身的移情的无意识反应"。

艾里克·卡宁汉·达克斯（Cunningham Dax Eric）（1908—2008）：精神病学家，出生于英国。1946—1951年，在奈若勒医院担任医学监察员，将艺术引入精神疾病的诊断和治疗（Cunningham Dax, 1953）。卡宁汉·达克斯的收藏品由澳大利亚墨尔本大学校园保管，大约收藏有 15 000 件精神疾病患者的作品。

死隐喻（dead metaphors）：隐喻里的关联已经遗失，或不为人知；如，俗语"疯狂得像帽商（mad as a hatter）"，来源于圣维图斯舞蹈病的症状，以及帽子制造商因水银中毒而做出的其他不理性行为。

防御机制（defence mechanisms）：无意识的精神过程，其目的是防范自我遭受心理冲击和痛苦。

抑郁（depression）：日常生活中，该词用于形容情绪低落，产生失望和沮丧情绪（Gilbert, 2000; Leader, 2009; Rowe, 1978, 1984; Wolpert, 1999）。世界卫生组织给出了更为正式的定义：
一种常见的精神紊乱，表现出沮丧的情绪，缺乏兴趣或乐趣，有负罪感，缺少自我价值，睡眠和饮食不规律，乏力，注意力很难集中。这些问题有可能成为慢性的或周期性的症状，从而造成个体日常生活自理能力极度降低。（www.who.int/topics/depression/en/2013-06-22 访问获取）

抑郁状态（depressive position）：梅兰妮·克莱因首次在精神分析文献中提出了该术语，莱克罗夫特将抑郁状态定义为（1979: 32）：
婴儿（或者被分析的病人）在意识到他（也可假设为她）的爱与恨都针对同一个客体——母亲时，他就处于抑郁状态了，认识到自己的矛盾心情，关心如何保护母亲不受自己恨的情绪的伤害，并且为他想象中造成的伤害作出补偿。

分离（dissociation）：分开或割裂记忆、想法与有意识之间的联系。

多萝西娅·迪克斯（Dix Dorothea）（1802—1887）：美国活动家，以她在精神健康领域的开创性工作而闻名。迪克斯为精神病患者所处的恶劣条件感到震惊，倡导为治疗精神病患者修建现代医院。

涂鸦（doodle）：漫无目的地乱涂乱画。见麦克拉根（2013）在探讨其发展历史时，提到这种边缘化作画方式的重要性，以及涂鸦与艺术治疗的联系。

画一个人测验法（Draw-A-Person-Test）：该测试由美国心理学家弗洛伦斯·古德纳夫于 20 世纪 20 年代提出（www.webster.edu/~woolflm/goodenough.html），画一个人测试是基于心理学的绘画测试，可用于评估儿童和青少年的各种心理情况（Oster and Crone, 2004）。测试中，负责测试的人要求儿童在三张纸上分别画上一个男人、一个女人和他（她）自己。

梦境/做梦（dreams/dreaming）：自从《梦的解析》（*The Interpretation of Dreams*）于 1899 年出版以来，探究和解读梦的治疗价值就在争议中开始了（Freud, 1980）。弗洛伊德认为梦主要作为梦想成真的一种形式。荣格的观点截然不同，他认为梦以象征、形象和隐喻作为媒介，展现出做梦者的内心世界。绘画治疗师受荣格的影响多于弗洛伊德，倾向于将梦视为在自我认识过程中的分离点，在创造与梦相关的图像时赋予其意义；如（Ambridge in Wood, 2011b；La Nave, 2010；Moon, 2007；Schaverien, 2002）。

DSM-5/DSM-Ⅳ：预计在 2013 年 5 月出版，DSM-5 是美国心理协会《精

神紊乱的诊断和数据年报》（*Diagnostic and Statistical Manual of Mental Disorders*）的第 5 版（www.psych.org/practice/dsm）。该年报旨在为精神紊乱提供一个一致认可的共用语言及评价标准。

让·杜布菲（Dubuffet Jean）（1901—1985）：艺术家和收藏者，生于法国。

看护职责（duty of care）：一项法律责任，要求个体在行使可能危害他人的行为时，遵循一个合理的谨慎标准。

自我（ego）：在精神分析领域，该术语指存在于有意识和潜意识之间的思维状态，自我负责监测真实性和个人的身份认识。自我是弗洛伊德人格结构理论中三个层次之一；见超我（superego）和本我（id）。

电休克疗法（electroconvulsive therapy，ECT）：一种备受争议的精神疗法，在麻醉的患者身上使用电击，以期减轻精神疾病的发作症状。

基于证据的实践（evidence-based practice，EBP）：该类临床实践要求治疗师认识，并系统性地评价现阶段最新、最有成效的研究成果，将它们应用于患者的治疗中。

表现主义 / 表现主义者（Expressionism/Expressionist）：20 世纪初起源于德国的一项艺术运动。表现主义的艺术形式是重组外部现实以期表达艺术家的内心感受和想法（Bassie，2008；Dube，1972）。

自由联想（free association）：拉普兰和珀特里斯（1988：169）将自由联想定义为：

这种方法是将头脑中产生的所有想法无一例外地表达出来，无论这些想法是建立在具体的元素上（词语、数字、梦中的形象或其他任何方式），还是自发产生的。

自由联想设想假定所有的思维都是有意义的，而轻松的状况会导致最大程度的潜意识思维和感受。

西格蒙德·弗洛伊德（Freud Sigmund）（1856—1939）：出生于奥匈帝国的弗莱堡镇（今属于捷克共和国），精神分析学派的创始人。

弗洛伊德式失语（Freudian slip）：也可称为"动作倒错"、口误或笔误，因为受到潜意识的愿望和矛盾心理的影响而产生。

全科医生（General Practitioner，GP）：非专科医生，能满足某一特定社区或当地人的常规医疗需要。

图示（graphic indicators）：向观察者再现某一特定关注形象的主题或特征。在艺术治疗文献中，该术语通常出现在性虐待、暴力或疏忽的问题里（Allen and Tussey，2012；Sidun and Rosenthal，1987；Trowbridge，1995）。

小组心理治疗（group psychotherapy）：该术语用于描述各类以小组形式开展的心理治疗（包括艺术治疗）。

健康与保健专业委员会（Health and Care Professions Council，HCPC）：一个独立的管理机构，负责设立和维护英国全境16个健康领域的职业标准，包括艺术治疗师、职业治疗师、社区员工（英格兰）、言语与语言治疗师和执业的心理学者。

启发式研究（heuristic research）：研究基于个人经历，尤其是研究者的试验性经历和错误经历（见 Moustakas，1990）。

亚德里安·希尔（Hill Adrian）（1895—1977）：艺术家、作家、教育者、播音员、艺术治疗先驱，出生于英国。

房—树—人（House-Tree-Person）：在使用房、树、人测验时，患者需要画三张图画，每一张图画上分别有一座房子、一棵树、一个人，然后根据每一幅图画讲一个故事。房、树、人测验建立在这样的认识上：患者所创作的画反映出性格的多个层面，这些难以被意识到，难以被测评到（见 Buck，1992; Wenck，1970）。

人类潜能运动（human potential movement）：20 世纪 40—50 年代，亚伯拉罕·马斯洛（Abraham Maslow）（1908—1970）提出了人本主义心理学，该术语逐渐从这里分离出来，首次使用时用于描述人本主义心理治疗，20 世纪 60—70 年代，人本主义心理治疗在美国开始流行。这些心理治疗方法相信在全面开发自身潜能后，人类能体验到优质的生活，充满了幸福、创意和自我实现。

本我（id）：弗洛伊德人格结构三层次之一，本我是人格结构中无条理的部分，包含人类本能的力量。本我受享乐原则驱使，追求即时的欲望、需要，而无视外部现实的要求。

唯心主义（idealism）：哲学中，唯心主义指一些哲学理论，这些理论认为现实或者我们所知道的现实，从根本上来说是由主观精神构成的。

促进心理治疗项目（Improving Access to Psychological Therapy，IAPT）：

由英国国民健康服务体系于 2008 年引进并实行。该项目得到政府赞助，以期提高英国国家卫生医疗质量标准署以及基于实证的心理治疗的准入权限，基于实证的心理治疗为抑郁、焦虑患者提供服务。

个性化（individuation）：来自荣格的学说，该术语描述实现心理完整的过程，个性化的目标是成为独立的个体。

知情同意（informed consent）：该术语指一个过程，在这个过程中患者、来访者或者研究参与者知晓所讨论的治疗性质或程序，可能会使用的替代方案，潜在风险和治疗能带来的益处。为使得同意有效，作出同意的人必须是自愿知情的，并且有作决定的能力。

精神失常的/精神失常（insane/insanity）：在当代用语中，"精神失常"通常非正式地形容一些心理不稳定的病症：见疯病（madness）、精神疾病（mental illness）和精神失常（lunacy）。

制度化/制度病（institutionalization/institutional syndrome）：这两个术语都指某人的社会和生活技能有缺陷，因长期待在类似于精神病医院、护理家庭或监狱的机构里而致，因为这些结构通常缺乏独立性和责任感。

解读（interpretation）：解读就是解释某事的含义。在艺术领域，解读传达出对某一艺术作品（如绘画、诗歌、表演或音乐）的理解。

阿尔弗雷德·欧内斯特·琼斯（Jones Alfred Ernest）（1879—1958）：英国神经学家和精神分析家，因成为弗洛伊德"官方"传记作者而出名。

卡尔·古斯塔夫·荣格（Jung Carl Gustav）（1875—1961）：精神病

学家，出生于瑞士，分析心理学的创始人。

动态家庭绘画（Kinetic Family Drawing）：被广泛应用的投射测试，用于理解、分析儿童和青少年对家庭的看法（Burns and Kaufman，1970，1972）。

梅兰妮·克莱因（Klein Melanie）（1882—1960）：有独创理念、颇具争议的心理分析大家。继弗洛伊德之后，克莱因成为英国精神分析领域最具影响力的代表人物。

埃米尔·克雷佩林（Kraepelin Emil）（1856—1926）：德国精神病学家，被公认为现代精神病学的创始人。

伊迪斯·克莱默（Kramer Edith）（1916—）：艺术治疗师，出生于奥地利，被广泛认为是美国艺术治疗发展的关键人物。

罗纳德·大卫·莱因（Laing Ronald David）（1927—1989）：颇具争议的苏格兰精神病学家、作家、反精神病学运动的关键人物（Liang，1970，1975; Liang and Esterson，1964）。

学习障碍（learning disabilities/disability）：《重视人类》（*Valuing People*），2001年关于人的卫生保健和社会保障与学习障碍之间的讨论的白皮书（Department of Health，2001），包括了如下对学习障碍的定义：
学习障碍涵盖理解新信息或复杂信息或新技术（智力障碍）的能力不足；独立解决问题的能力不足（社交障碍）；这些问题在成年前就出现了，对成长有着长期影响。

力比多（libido）：该术语在精神分析理论中用来形容源于生物本能的力量，在弗洛伊德早期的理论中，该术语仅限于性冲动，但之后扩展到所有快感和爱的释放。

切萨雷·龙勃罗梭（Lombroso Cesare）（1835—1909）：意大利医生和犯罪学家，以先天犯罪理论闻名。

精神失常（lunacy）：见疯病（madness）一词的解释。

疯病（madness）：该专业术语描述异常的行为举止（Porter，2002；Scull，2011）。相关词汇有精神疾病（mental illness）、精神失常（lunacy）和精神错乱（insanity）。

曼陀罗（mandala）：古梵语词汇，意思是奇妙的圆圈。在许多宗教传统艺术中都提到了曼陀罗，用于表现个人成长和精神转变。

精神障碍（mental handicap）：见学习困难（learning disability）一词的解释。

精神健康（mental health）：指心理或情感健康。

精神健康法案 1983/2007（Mental Health Act）：英格兰和威尔士的法律，关于照看和医治"精神紊乱"的患者；包括强制入院和无需同意必须接受治疗（非正式的说法是"隔离"或者"被隔离"）。

精神疾病（精神紊乱）（mental illness，mental disorder）：该术语用于描述一个人在思想、情感和行为上经历的显著变化。这些变化非常巨大，足以影响个体的行为方式，让个体十分苦恼。

读心（mentalization/mentalizing）：一种想象的精神活动，能让我们"像旁人那样看待我们自己，或像旁人自己看待自己一样看待别人"（www.mentalising.com/jeremy-holmes-definition-of-mentalising.html）。该术语常出现在探讨人格障碍患者（personality disorders）时。如，贝茨曼和方纳奇（Bateman and Fonagy）（2006）。亦见斯普林汉姆等人（Springham et al.）（2012）对心理化在艺术治疗中应用的讨论。

伊萨贝尔·门斯·丽丝（Menzies Lyth Isabel）（1917—2008）：杰出的精神分析家，社会科学家。她主要研究焦虑如何影响机构运行机制方式及其如何影响在机构中工作的个人（Menzies Lyth，1988 and 1989），这在组织心理学中仍然有着较强的影响力。见组织动力学（organizational dynamics）。

隐喻（metaphor）：修辞手法，用一个词或者一个短语形容某物，但某物并不是字面上的意思（如"精神食粮"）；某物的象征意义。

爱丽丝·米勒（Miller Alice）（1923—2010）：心理学家和作家，出生于波兰。以关于虐待儿童的著作而闻名。

马里昂·米尔纳（Milner Marion）（1900—1998）：英国精神分析家和作家，在艺术治疗的发展过程中起到了重要作用，即使他的贡献未被承认（Edwards，2001）。

人道治疗法（moral treatment）：威廉姆·塔克（William Tuke）和菲利普·派奈尔（Philippe Pinel）联合其他人在 19 世纪开展的运动，人道治疗法旨在替代收容所里的药物治疗，而药物治疗通常是放血、下泻药和身体束缚，人道治疗更有人性关怀。

多学科团队（multi-disciplinary team）：卫生保健组织（比如国民健康服务体系）中的团队。多学科团队由来自一个或多个临床学科的专家组成，团队在作决定时会参考患者和委托人的推荐治疗方案。

自恋（narcissism）：一种心理状态，表现为过分关注自我（自我喜爱），缺乏对他人的关心和同情（Holmes，2001；Morrison，1986）。

英国国民健康服务体系（National Health Service，NHS）：1948 年 7 月 5 日，英国卫生大臣安奈林·贝文（Aneurin Bevan）正式建立了 NHS，该体系的创建基于这样的理想：优良的健康保健是基于临床需要，而不是经济实力，所有人都应该可以免费获得体系内的服务。

英国国家卫生医疗质量标准署（National Institute for Health and Care Excellence，NICE）：该机构提供指导，制定质量标准，管理全国数据库，提高人们的健康水平，防治疾病；www.nice.org.uk/。

玛格丽特·南姆伯格（Naumberg Margaret）（1890—1983）：美国艺术治疗领域的关键人物，促进了行业发展。"南姆伯格是第一位将艺术治疗视为独立职业，认为它是一种独特的心理治疗方式的人"（Junge and Asawa，1994：22）。

奈若勒医院（Netherne Hospital）：一家位于英国萨里郡胡里的精神病医院，爱德华·亚当森于 1946—1981 年间在该医院工作，他建立了 5 个艺术治疗工作室，还专门在医院修建起一座美术馆。

神经官能症（neurosis）：一种情绪问题，情感上的苦恼或无意识的冲突通过生理或心理（神经过敏）上的不安表现出来。

神经过敏（neurotic）：该术语指神经衰弱症的特征；就像"神经紊乱"或"神经过敏的病症"。神经过敏的症状有焦虑、抑郁和偏执的行为。

诺斯菲尔德医院（Northfield Hospital）：距英国伯明翰较近，以1942—1948 年间治疗军人神经紊乱症而闻名。

客体（object［s］）：查尔斯·莱克罗夫特（1979：100）这样定义该词：行动和欲望的对象；主体为了获得本能的满足而需要的；主体与之相联系。在精神分析文献中，此词会单独出现，也大量地以复合词形式出现，如客体联系/关系（object-relations［hip］）。

客体联系/关系（object-relations/object-relationship）：通常认为，当我们说"客体关系"时，是一种"内在关系"。就是一个"不仅包含主体如何组建客体，客体也要组织行动"的关系（Laplanche and Pontalis，1985：278）。

客体联系理论（object-relations theory）：格林伯格（Greenberg）和米歇尔（Mitchell）（1983：11-12）是这样给予评论的：
该术语从广义上讲，是指在精神分析的范围内，抵抗将人类同时所处的外部与内部世界相混淆，这个关系处在两种趋势之间——多变的混合状态和死板的分离状态。

组织动力学（organisational dynamics）：该术语用以描述心理过程，尤其是无意识的过程，它在各组织中十分活跃，在各组织发挥作用时可能会带来正面或负面的影响（Obholzer and Roberts，1997）。亦见门斯·丽丝。

局外人艺术（Outsider Art）：艺术评论家罗杰·卡蒂诺（Cardinal，1972）首次使用了该术语，是涩艺术的英文说法。随后，该术语越来越广泛地用于任何没受过专门培训的艺术家的作品，艺术家可能在精神上或身体上有缺陷，或者不从社会角度考虑作品的质量（Maclagan，2009; Maizels，2009, Rhodes，2000）。

人格面具（persona）：在普通语言中指一个人在社会上呈现给他人的形象。在卡尔·荣格的心理学里，这个面具或外观的存在是为了加深他人的印象，同时也隐藏起本人的真面目（也见 Samuels et al.，1986）。

人格障碍（personality disorder）：DSM—Ⅳ（《精神疾病诊断与统计手册》（*The Diagnostic and Statistical Manual of Mental Disorders*，简称 DSM）定义了人格障碍是"内在经验的长期模式，个体的行为与其所在文化的期望格格不入，具有扩展性，不易改变，在青少年时期和成年早期容易形成，随时间的推移趋于稳定，进而造成痛苦和伤害"（http://en.wikipedia.org/wiki/Personality_disorder#American_Psychiatric_Association）。

人事备忘录 PM82/6（Personnel Memorandum）：于 1982 年出版，该备忘录提供了第一份英国艺术治疗师的官方定义，标志着艺术治疗成为了独立职业。

幻想（phantasy）：见无意识幻想。

菲利普·皮内尔（Pinel Philippe）（1745—1826）：法国物理学家和精神病学家，挑战疯病（精神疾病）是邪灵附体的观点，将更为人性化的护理和治疗方法带给了精神病患者，并因此而闻名。

游戏（play/playfulness/playing）：《简明牛津英语词典》（*Concise Oxford English Dictionary*）中将动词"游戏"定义为"为获取愉悦，而不是出于严肃或实际的目的，参与游戏或其他活动"。对许多艺术治疗师来说，游戏是治疗过程的中心，因为它能提供一个安全释放困惑情绪或冲突的途径。尤埃尔（Youell）（2008：122）使用"嬉闹的"形容"一种状态，个体在这种状态下能自由思考，跟随想法（或互动）去冒险，允许创造性想法的出现……游戏常出现在一段关系中，这是两人之间出现的情况。只有我们曾经有过与他人一起游戏的经历，我们才会感受到独自的游戏"。

快乐原则（pleasure principle）：在精神分析理论中，该术语用以形容人类倾向于寻找快乐，避免感情上的痛苦，以满足生理和心理的需要。

创伤后应激障碍（post-traumatic stress disorder，PTSD）：该精神障碍可能出现在遭受某一痛苦经历后的几个月或几年中。

社区医疗（primary care）：此服务的提供来自全科、口腔科、社区药房和城镇验光师，这些服务通常由国民健康服务体系在初诊时提供。

初级过程思维（primary process thinking）：在精神分析理论中，初级过程思维起源于本我（id），其特征为思维缺乏逻辑、缺乏条理，思想和行动没有区分。初级过程思维发生在说话之前，本质上像梦境。

原始（primitive）：与艺术、文化、人类发展相关的含义有好几个。在当代用法中，它通常形容某类事物的最初或早期形态，就如人类发展的早期阶段，或不受文明影响下的状态。

汉斯·普林茨霍恩（Prinzhorn，Hans）（1886—1933）：德国精神病学家，艺术历史学家，他的著作《精神病人的艺术表现》十分著名，于1922年第一次出版（Prinzhorn，1995）。普林茨霍恩的收藏以海德堡的大学精神病学医院为基地，其中有超过5 000件艺术品，主要是素描、油画、拼贴画、纺织品、雕塑和文章。该博物馆还收藏了来自德国、法国、奥地利、瑞士、意大利、波兰和日本等国的艺术品。

私营部门（private sector）：国民经济的一部分，不直接受政府的管控。包括私人卫生保健机构，各种替代疗法和补充疗法。见公共部门和第三部门。

过程记录（process notes）：英国艺术治疗协会将该术语定义为"由治疗师记录下的可被他们审阅的每段治疗疗程的心理内容"（BAAT，2009a：11）。

行业自治（professional autonomy）：一旦艺术治疗师在健康与保健专业委员会进行登记并获得了资格认证，他们就能自由行使自己的行业判断。

职业责任保险（professional indemnity insurance）：该项保险保护艺术治疗师的独立职业，避免由职业活动引起的民事索赔。从2013年10月起，所有注册的卫生保健专业人员必须持有适当的职业补偿保险，以此作为健康与保健专业委员会的登记条件。

投射（projection）：防御机制，摆脱不自在的内心想法和感受，将其投射到他人身上。

投射同一性（projection identification）：由梅兰妮·克莱因首次引用到精神分析文献中。一种心理防御，包括换起他人自我的层面，而这一层面是自我所不能承受的。

精神（psyche）：在当代心理学中指人类思维的全部，包括意识和潜意识两方面。

精神病艺术（psychiatric art）：一个专业术语，通指精神疾病患者创作的艺术品。

精神病学家（psychiatrist）：受过医学训练的医生，擅长诊断和医治精神疾病。

精神病学（psychiatry）：一个医学领域，涉及诊断、治疗和预防精神疾病（Burns，2006）。

精神分析（psychoanalysis）：莱克罗夫特（1979：129-130）提供了精神分析的两种定义。一是"弗洛伊德在 19 世纪 90 年代创建的神经衰弱症的医治方法，后经他本人、他的学说和追随者进行了进一步阐述"。二是"神经衰弱症起源的心理学理论，（之后）弗洛伊德明确阐释了普遍的精神发展，他的信徒和追随者们一同参与了精神分析治疗的创建与解释"。

精神分析师（psychoanalyst）：指"任何接受经认证的精神分析机构的

培训，并从事精神分析治疗"的人（Rycroft，1979：130）。

精神分析文献 / 理论（psychoanalytic literature/theory）：构成精神分析、心理动力学心理治疗基础的思想和理念。

精神分析游戏法（Psycho-Analytic Play Technique）：该技巧由梅兰妮·克莱因发展起来。在她的咨询室里，儿童能够接触到很多玩耍的事物，如水、铅笔、纸张和颜料，还有儿童自己带来的玩具，包括小型的木质人偶（有两种大小）、火车、汽车等。儿童如何玩这些玩具的过程被仔细观察和解读，"与弗洛伊德解析梦境相似，通过研究儿童游戏的方式，我找到了接触儿童潜意识的方式"（Klein in Mitchell，1986：51-52）。

心理动力学心理治疗（psychodynamic psychotherapy）：这种治疗基于精神分析理论，是心理治疗的一种方式，旨在探究潜在的、造成了情感苦恼的思维过程和冲突（Jacobs，1993）。见利德米拉（Lidmila）（1996），深入讨论了该术语的争议性质。

精神病理学（psychopathology）：对精神疾病的研究、诊断和治疗。

精神错乱（psychosis）：一种精神问题或精神疾病，症状有严重的知觉、思维、情感和行为等方面的分裂；该病症的后果是患者有可能与外部现实失去联系。

精神外科学（psychosurgery）：也称精神错乱的神经外科学（NMD）（www.mind.org.uk/help/medical_and_alternative_care/neurosurgery_for_mental_disorder_psychosurgery）。精神外科学使用手术治疗严重的

心理疾病或行为问题患者。

心理治疗（psychotherapy）：一种心理上的医治，目的在于缓解心理问题，涉及受过专业培训的治疗师和委托人、患者、家庭、夫妇或群体之间的特殊谈话和关系（Clarkson and Pokorny，1994；Feltham and Horton，2012）。

心理治疗师（psychotherapist）：以心理治疗执业的人。

精神病患者（psychotic）：见精神错乱。

公共部门/法定部门（public sector/statutory sector）：国民经济的一部分，包括国有机构和当地权威部门提供的服务。

随机对照试验（randomised controlled trials，RCTs）：一种实验程序，用以检验新药物或新治疗程序的有效性。在随机对照试验中，随机分配给参与者（患者）不同的治疗方案（方案还处于研究阶段），将治疗结果进行对比。见基于证据的实践。

医疗记录（record keeping）：见临床记录和过程记录。

康复运动（Recovery Movement）：专业术语，通指帮助个体从精神疾病或物质滥用中康复的各种方法（Davidson et al.，2011；Nilson and Nyland，2008）。

红皮书（Red Book）：荣格在1914—1930年著述的一本205页的手稿（Jung，2009）。在创作红皮书期间，荣格形成了他最富生命力的理论，包括原型考察、集体无意识和个性化。

修复（reparation）：一种心理过程，潜意识中的负罪感通过有计划地修理、恢复和再创造内部客体得到了减轻，这些客体在幻想中遭受了损害或毁灭。该术语由梅兰妮·克莱因引入精神分析文献中。

乔汉·雷尔（Reil Johann）（1759—1813）：德国医生，使用"精神病学"术语的第一人。他在改善精神病患的护理和治疗方法上有所创新，也是第一批在治疗中结合使用职业、绘画和戏剧的治疗师（Casson，2001；Ellenberger，1994）。

抑制（repression）：弗洛伊德认为抑制的本质是，"把某物 [如，基于本能的、不愉快的想法、形象和记忆] 移位，使其与有意识状态保持一定距离"（Freud，1975，SE，X：250）。

共鸣（resonance）：在艺术治疗群体中出现的一种现象，"成员经常无意识地影响到他人，同一时间创造出的形象具有相似性"（Richardson in Wood，2011b：201）。

玛丽昂·理查德森（Richardson Marion）（1892—1946）：英国艺术教育家，在艺术教学中发展了儿童中心方法，此方法在很大程度上不用教导，而是促进记忆、视觉想象和自我表达的使用，不是一味地复制自然界。

卡尔·罗杰斯（Rogers Carl）（1902—1987）：心理学家，人本主义心理学运动的创始人。

浪漫主义（Romanticism）：一场艺术、文学和知识界的运动，18 世纪末起源于欧洲（Ferber，2010）。作为文化运动，浪漫主义的兴起与启蒙运动的理性主义和自然唯物主义相呼应。

查尔斯·莱克罗夫特（Rycroft Charles）（1914—1998）：英国心理分析家，精神分析领域多本畅销书的作者，其中最有名的一本是《精神分析精审字典》（*A Critical Dictionary of Psychoanalysis*）（Rycroft，1979；Pearson，2004）。

替罪羊（scapegoat）：一个人或者一个团体因他人犯下的过错受到指责或惩罚。

精神分裂（schizophrenia）：心理学皇家学院将其定义为"精神紊乱，影响思维、感受和行为"（www.rcpsych.ac.uk/mentalhealthinfoforall/problems/ schizophrenia/schizophreniakeyfacts.aspx）。见精神病。

二级保健（secondary care）：通常指非初次接触患者的医学和非医学专家提供的卫生保健服务。

次级过程思维（secondary process thinking）：由弗洛伊德引入精神分析学，该术语指受自我（即逻辑思维）控制的精神活动，也受到外部现实的影响。见初级过程思维。

汉娜·西格尔（Segal Hanna）（1918—2011）：英国心理分析家，英国心理分析协会前会长，梅兰妮·克莱因的重要追随者（Segal，1978）。

丽塔·西蒙（Simon Rita）（1918—2008）：北爱尔兰艺术治疗协会的创始人和前会长，英国艺术治疗协会的创始人和前会长。

分裂（splitting）：心理防御机制，包括将某物或某人"坏"的一面与好的一面分离开，保持"好"的物或人不受污染。

职业能力标准（Standards of Proficiency）：健康与保健专业委员会将其定义为"每位登记者为了注册的有效性，都必须坚持达到注册所要求的专业标准"。

升华（sublimation）：拉普兰和珀特里斯（1988：431）将该术语定义为"弗洛伊德为解释人类活动而假设的过程，这些活动与性没有明显的关联，但被假设为受到性本能的驱使。被弗洛伊德描述为升华活动的主要类型有艺术创作和智力监测"。升华与其他防御机制的区别在于它的社会价值。

物质滥用（substance misuse）：这些物质包括烈性酒、溶剂和药物（包括处方药），服用这些物质的人想达到极度兴奋的目的，或为了在运动中提高表现。滥用带来的后果包括"社会的、心理上的、身体上的或法律上的问题"（www.rethink.org/about_mental_illness/dual_diagnosis/what_is_substance_mi.htms）。

超现实主义（Surrealism）：20世纪的一项运动，深受弗洛伊德思想的影响，探索通过无逻辑地拼凑词语和图像，释放潜意识状态的创造潜力。

超我（superego）：弗洛伊德人格结构理论中的三个层次之一（Freud，1975，Volume XIX）。作为精神中关键的部分，超我负责道德，遵照良心行动（Roth，2001）。

象征/象征意义的/象征主义（symbol/symbolic/symbolism/symbols）：通过使用象征代表意义或将意义归类（Archive for Research in Archetypal Symbolism，2010；Battistini，2005；Bruce-Mitford，2008；Jung，1978）。一个象征物代表某一事物、想法或感受，将象征物与其他东西联系在一起。

托马斯·萨斯（Szasz Thomas）（1920—2012）：出生于匈牙利的布达佩斯，萨斯医生针对精神病治疗法的道德和科学基础提出了尖锐的批评，并因此而闻名。

塔布拉·罗萨（tabula rasa）：英语中的对应说法指"白纸"，通常用来形容头脑，尤其是儿童的头脑，在儿童获得经验的印象之前处于空白的状态。

护身符（talisman）：一件物品，特别是刻有文字的戒指或石头，被认为具有超自然或奇妙的力量。

治疗社区（therapeutic community）：指需要人参与的、以团体为基础的、针对需要长期心理治疗的方式，通常是一种自然的社区居住方式。

治疗关系（therapeutic relationship）：该术语是对治疗师和委托人所有人际关系的总称。

第三部门（third sector）：为了区别公共部门和私营部门，第三部门指自愿者组织或社区、非营利性机构（慈善）。

工会运动（trade union movement）：一种工人组织，工人们聚集在一起争取共同目标，比如改善工作环境等。

超越功能（transcendent function）：该术语从荣格的著作和分析心理学衍生而来。它联系着想象与真实性，理性与非理性，有意识与潜意识。通过该功能，一个人可能会培养起个性化的心理需要。

移情（transference）：精神分析认为，"移情建立在一个既成分析的基本问题之上，将问题展现出来：移情的建立、形态、解读和分解决定了治疗方法"（Laplanche and Pontalis，1988：455）。移情不仅仅是对艺术治疗很重要，而且对许多艺术治疗师来说，这是他们实践的重要方面（例如，Schaverien，1082，1996，1998，2005a，2005b）。也见反移情。

过渡客体（transitional object）：指任何物质实物，如毛绒玩具或一块布料，成长中的婴孩会把价值和重要性寄托在上面。

创伤（trauma）（心理上）：在遭受突然、通常十分暴力的事件后，一种精神损伤的形式。见创伤后应激障碍（PTSD）。

威廉·塔克（Tuke William）（1732—1822）：18世纪早期倡导对精神病患者采用更为人性化的治疗方法。塔克最为人熟知的是他于1796年为精神病患者创建了名为"约克撤退（York Retreat）"的宗教避难所（Charland，2007）。

潜意识（unconscious）：在艺术治疗中指"那些[头脑中的]在特定时刻没有出现在有意识状态中的所有内容"（Laplanche and Pontalis，1988：474）。

潜意识幻想（unconscious phantasy）：亨什伍德（Hinshelwood）（1991：32）将该术语定义为"精神再现了受本能驱使的身体活动，把身体的感知解读为因与事物的关系而产生了这些感觉"。

视觉隐喻（visual metaphors）：用某物的图像再现了另外的事物。见隐喻。

戴安·沃勒（Waller Diane）：曾获得大英帝国官佐勋章，是20世纪60年代后期以来绘画治疗发展的关键人物。

唐纳德·伍兹·威尼克特（Winnicott Donald Woods）（1896—1971）：英国儿科医生，精神分析家，因关于婴儿时期游戏和过渡对象的重要性理论而著名（Abram, 2007; Jacobs, 1995; Philips, 1988; Winnicott, 1971, 1980）。

托尼·沃尔夫（Wolff Toni）（1888—1953）：瑞士分析家，卡尔·荣格的亲密助手。沃尔夫因协助荣格定义了最为著名的几个概念（包括阿尼玛、阿尼姆斯和人格面具）而受到赞誉（Champernowne, 1983）。

参考文献

Abram, J. (2007) *Language of Winnicott: A Dictionary of Winnicott's Use of Words* (2nd Edition), London: Karnac Books.

Adams, L.S. (1993) *Art and Psychoanalysis*, New York: HarperCollins.

Adamson, E. (1990) *Art as Healing*, London: Coventure.

Agell, G. (1981) 'Transference and countertransference in art therapy', *American Journal of Art Therapy*, 21 (October): 3-24.

Ainsworth, M., Blehar, M., Waters, E. and Wall, S. (1979) *Patterns of Attachment: A Psychological Study of the Strange Situation*, Hillsdale, NJ: Lawrence Erlbaum Associates.

Aldridge, F. (1998) 'Chocolate or shit aesthetics and cultural poverty in art therapy with children', *Inscape (Journal of the British Association of Art Therapists)*, 3(1): 2-9.

Alexander, F.G. and Selesnick, S.T. (1967) *The History of Psychiatry: An Evaluation of Psychiatric Thought and Practice from Prehistoric Times to the Present*, London: Allen & Unwin.

Alexandrian, S. (1995) *Surrealist Art*, London: Thames and Hudson.

Allen, B. and Tussey, C. (2012) 'Trauma, violence, & abuse: can projective drawings detect if a child experienced sexual or physical abuse? A systematic review of the controlled research', *Trauma Violence Abuse*, 13: 97-111.

Allen, P.B. (1988) 'A consideration of transference in art therapy', *The American Journal of Art Therapy*, 26 (May): 113-118.

American Psychiatric Association (2000) *Diagnostic and Statistical Manual of Mental Disorders* (4th Edition, revised), Washington, DC: American Psychiatric Association.

Anastasi, A. and Foley, J.P. (1944) 'An experimental study of the drawing behaviour of adult psychotics in comparison with that of a normal control group', *Journal of Experimental Psychology*, 34: 169-194.

Archive for Research in Archetypal Symbolism (2010) *The Book of Symbols: Reflections on Archetypal Images*, London: Taschen.

Arlow, J.A. (1979) 'Metaphor and the psychoanalytic situation', *Psychoanalytic Quarterly*, 48: 363-385.

Atkins, M. (2007) 'Using digital photography to record clients' art work', *International Journal of Art Therapy: Inscape*, 12(2): 79-87.

Banks, L. (2012) 'Free to talk about violence: a description of art therapy with a male service user in a low secure unit', *International Journal of Art Therapy: Inscape*, 17(1): 13-24.

Bannister, D. (1978) Foreword. In D. Rowe, *The Experience of Depression*, Chichester: John Wiley & Sons.

Barnett, M. (2007) 'What brings you here? An exploration of the unconscious motivations of those who choose to train and work as psychotherapists and counsellors', *Psychodynamic Practice*, 13(3): 257-274.

Basaglia, F., Scheper-Hughes, N. and Lovell, A. (1987) *Psychiatry Inside Out: Selected Writings of Franco Basaglia*, New York: Columbia University Press.

Bassie, A. (2008) *Expressionism*, New York: Parkstone Press.

Bateman, A. and Fonagy, P. (2006) *Mentalization-Based Treatment for Borderline Personality Disorder*, Oxford: Oxford University Press.

Bateman, A. and Holmes, J. (1996) *Introduction to Psychoanalysis*, London: Routledge.

Battistini, M. (2005) *Symbols and Allegories in Art*, Los Angeles, CA: Getty

Publishing.

Beck, A.T. (1991) *Cognitive Therapy and the Emotional Disorders*, Harmondsworth: Penguin Books.

Berger, J. (1965) *The Success and Failure of Picasso*, Harmondsworth: Penguin Books.

Betensky, M.G. (1995) *What Do You See?*, London: Jessica Kingsley.

Betts, D.J. (2006) 'Art therapy assessments and rating instruments: do they measure up?', *The Arts in Psychotherapy*, 33: 422-434.

Bion, W. (1959) 'Attacks on linking', *International ,Journal of Psycho-Analysis*, 40: 308-315.

Bion, W.R. (1967) *Second Thoughts*. London: Maresfield Press. Reprinted London: Karnac Books, 1984.

Bird, J. (2011) 'Student perceptions of the emotional and academic outcomes of participation in a group process module', *Innovative Practice in Higher Education*, 1(1). Available at http://journals.staffs.ac.uk/index. php/ipihe/article/viewFile/2/4 [accessed 21/01/2013].

Blain, G.H., Bergener, R.M., Lewis, M.L. and Goldstein, M.A. (1981) 'The use of objectively score able House-Tree-Person indicators to establish child abuse', *Journal of Clinical Psychology*, 37: 667-673.

Bond, T. and Mitchels, B. (2009) *Confidentiality and Record Keeping in Counselling and Psychotherapy*, London: Sage/British Association for Counselling and Psychotherapy.

Bowie, M. (1993) *Psychoanalysis and the Future of Theory*, Oxford: Blackwell.

Bowlby, J. (1971) *Attachment and Loss Volume 1: Attachment*, Harmondsworth: Penguin Books.

British Association of Art Therapists (1978) *Registration and Training Sub-Committee Report and Recommendations*, London: British Association of Art Therapists.

British Association of Art Therapists (1984) *Principles of Professional*

Practice for Art Therapists, Brighton: British Association of Art Therapists.

British Association of Art Therapists (1992a) *Art Therapists and the Law: Sexual Abuse* (Occasional Paper), Brighton: British Association of Art Therapists.

British Association of Art Therapists (1992b) *Core Course Requirements for Postgraduate Art Therapy Training*, Brighton: British Association of Art Therapists.

British Association of Art Therapists (2002) *State Registered Art Therapists Supervision Guidelines*, London: British Association of Art Therapists.

British Association of Art Therapists (2005a) *Code of Ethics Guidelines for BAAT Members*, London: British Association of Art Therapists. Available at www.baat.org/ethics.html [accessed 26/01/2013].

British Association of Art Therapists (2005b) *Code of Ethics and Principles of Professional Practice for Art Therapists*, London: British Association of Art Therapists. Available at www.baat.org/ethics.html [accessed 26/01/2013].

British Association of Art Therapists (2009a) *Art Therapy, Note-Writing and the Law*. Available at www.baat.org/members/Art_Therapy_Note_Writing_The_Law_Nov_09.pdf [accessed 01/11/2012]. Password required.

British Association of Art Therapists (2009b) *Guidelines for Workplace Placement Supervisors of Art Therapy Trainees*. Available at www.baat. org/ Guidelines for Art Therapy Trainees Placement Supervisors.pdf [accessed 01/11/2012].

British Association of Art. Therapists (2010) *Newly Qualified Survey 2007–2009*. Available at www.baat.org/Survey_of_Newly_Qualified_Art_Therapists_2009.pdf [accessed 21/01/2013].

British Association of Art Therapists (2011a) *BAAT Approved Private Practitioners and Supervisors*. Available at www.baat.org/members/ baat_ private_practitioners_and_supervisors_July_2011.pdf [accessed 26/01/2013]. Password required.

British Association of Art Therapists (2011b) *Storing and Keeping Art Work After End of Art Therapy*. Available at www.baat.org/members/ Art_ work_after_end of art therapy.pdf. [accessed 26/01/2013]. Password required.

Brown, C. (2008) ' The importance of making art for the creative arts therapist. An artistic inquiry', *The Arts in Psychotherapy*, 35: 201-208.

Brown, C., Meyerowitz-Katz, J. and Ryde, J. (2003) 'Thinking with image making in supervision', *International Journal of Art Therapy*: *Inscape*, 8(2): 71-78.

Brown, C., Meyerowitz-Katz, J. and Ryde, J. (2007) ' Thinking with image making: supervising student art therapists'. In J. Schaverien and C. Case (eds), *Supervision of Art Psychotherapy*: *A Theoretical and Practical Handbook*, London: Routledge.

Bruce-Mitford, M. (2008) *Signs & Symbols*: *An Illustrated Guide to Their Origins and Meanings*, London: Dorling Kindersley.

Buck, J.N. (1992) *House-Tree-Person Projective Drawing Technique Manual and Interpretive Guide*, revised by W.L. Warren, Los Angeles, CA: Western Psychological Services.

Bulkeley, C. (2009) ' The enigma of endings', *Psychodynamic Practice*, 15(3): 303-310.

Bull, S. (2008) ' Wrapping things up: Ending art therapy with two adults with learning disabilities', *International Journal of Art Therapy*: *Inscape*, 13(2): 74-78.

Bull, S. and O' Farrell, K. (eds) (2012) *Art Therapy and Learning Disabilities 'Don' t Guess My Happiness'*, London: Routledge.

Burke, J. (2006) *The Sphinx on the Table*: *Sigmund Freud' s Art Collection and the Development of Psychoanalysis*, New York: Walker & Company.

Bums, R.C. and Kaufman, S.H. (1970) *Kinetic Family Drawings (K-F-D)*:

An Introduction to Understanding Children Through Kinetic Drawings, New York: Brnnner/Mazel.

Burns, R.C. and Kaufman, S.H. (1972) *Actions, Styles and Symbols in Kinetic Family Drawings (K-F-D)*: *An Interpretative Manual*, New York: Brunner/Mazel.

Burns, T. (2006) *Psychiatry*: *A Very Short Introduction*, Oxford: Oxford University Press.

Busine, L., Brand-Claussen, B., Douglas, C. and Jadi, I. (1998) *Beyond Reason*: *Art and Psychosis, Works from the Prinzhorn Collection*, San Francisco, CA: University of California Press.

Byers, A. (2011) 'Visual aesthetics in dementia', *International Journal of Art Therapy*: *Inscape*, 16(2): 81-89.

Byrne, P. (1996) ' Edward Adamson and the experiment', *Inscape (Journal of the British Association of Art Therapists)*, 1(1): 32-36.

Cairns, F. (1994) 'A beginner' s guide to transference and counter-transference within counselling', *Counselling*, November: 302-304.

Calish, A.C. (1998) 'Multicultural perspectives in art therapy supervision'. In A.R. Hiscox and A.C. Calish (eds), *Tapestry of Cultural Issues in Art Therapy*, London: Jessica Kingsley.

Campbell, J., Liebmann, M., Brookes, F., Jones, J. and Ward, C. (eds) (1999) *Art Therapy, Race and Culture*, London: Jessica Kingsley.

Cantle, T. (1983) 'Hate in the helping relationship: the therapeutic use of an occupational hazard', *Inscape (Journal of the British Association of Art Therapists)*, October: 2-10.

Cardinal, R. (1972) *Outsider Art*, London: Studio Vista.

Carter, A. (1991) *The Virago Book of Fairy Tales*, London: Virago.

Case, C. (1990) ' The triangular relationship (3): the image as mediator', *Inscape (Journal of the British Association of Art Therapists)*, Winter: 20-26.

Case, C. (1996) 'On the aesthetic moment in the transference', *Inscape*

(Journal of the British Association of Art Therapists), 1(2): 39-45.

Case, C. (1998) 'Brief encounters: thinking about images in assessment', *Inscape (Journal of the British Association of Art Therapists)*, 3(1): 26-33.

Case, C. (2000) '"Our Lady of the Queen": journeys around the maternal object'. In A. Gilroy and G. McNeilly (eds), *The Changing Shape of Art Therapy: New Developments in Theory and Practice*, London: Jessica Kingsley.

Case, C. and Dalley, T. (1992) *The Handbook of Art Therapy*, London: Routledge.

Case, C. and Dalley, T. (2007) *Art Therapy with Children: From Infancy to Adolescence*, London: Routledge.

Casson, J. (2001) 'J.W. Von Goethe and J.C. Reil', *The British Journal of Psychodrama and Sociodrama*, 16(2): 118-127.

Cernuschi, C. (1992) *Jackson Pollock: 'Psychoanalytic' Drawings*, London: Duke University Press.

Champernowne, I. (1971) 'Art and therapy: an uneasy partnership', *Inscape (Journal of the British Association of Art Therapists)*, 3: 2-14. Available at www.insiderart,org.uk/UserFiles/Art%20and%20Therapy%20An%20Uneasy%20Partnership%20Champernowne%201971.pdf [accessed 18/01/2013].

Champernowne, I. (1983) *A Memoir of Toni Wolff*, San Francisco, CA: C.G. Jung Institute of San Francisco. Available at www.sfjung.org/about/other_institute_publications.asp [accessed 04/11/2012].

Charland, L.C. (2007) ' Benevolent theory: moral treatment at the York Retreat', *History of Psychiatry*, 18(1): 61-80.

Charlton, S. (1984) 'Art therapy with long-stay residents of psychiatric hospitals'. In T. Dalley (ed.), *Art as Therapy*, London: Tavistock Publications.

Chipp, H.B. (1973) *Theories of Modern Art*, Berkeley, CA: University of

California Press.

Choi, S. and Goo, K. (2012) 'Holding environment: the effects of group art therapy on mother-child attachment', *The Arts in Psychotherapy*, 39: 19-24.

Clarkson, P. and Pokorny, M. (eds) (1994) *The Handbook of Psychotherapy*, London: Routledge.

Collie, K., Backos, A., Malchiodi, C. and Spiegel, D. (2006) 'Art therapy for combat-related PTSD: recommendations for research and practice', *Art Therapy: Journal of the American Art Therapy Association*, 23(4): 157-164.

Colman, W. (2009) ' Theory as metaphor: clinical knowledge and its communication', *Journal of Analytical Psychology*, 54: 199-215.

Crane, W. (1996) 'A consideration of the usefulness of art therapy for psychotic clients with artistic identities', *Inscape (Journal of the British Association of Art Therapists)*, 1(1): 20-28.

Crawford, M.J. and Patterson, S. (2007) 'Arts therapies for people with schizophrenia: an emerging evidence base', *Evidence Based Mental Health*, 10: 69-70. Available at www.baat.org/schizophrenia.pdf [accessed 26/01/2013].

Crawford, M.J., Killaspy, H., Barnes, T.R.E., Barrett, B. Byford, S., Clayton, K., Dinsmore, J., Floyd, S., Hoadley, A., Johnson, T., Kalaitzaki, E., King, M., Leurent, B., Maratos, A., O' Neill, F., Osborn, D.B., Patterson, S., Soteriou, T., Tyrer, P. and Waller, D. (2012) 'Group art therapy as an adjunctive treatment for people with schizophrenia: multicentre pragmatic randomised trial', *British Medical Journal*, 28 February. Available at www. bmj.com/content/344/bmj.e846 [accessed 26/01/2013].

Culbertson, F.M. and Revel, A.C. (1987) 'Graphic characteristics on the Draw-A-Person test for identification of physical abuse' , *Art Therapy*, 4(2): 78-83.

Cunningham Dax, E. (1953) *Experimental Studies in Psychiatric Art*, London: Faber and Faber.

Cunningham Dax, E. (1998) The Cunningham Dax Collection: Selected *Works of Psychiatric Art*, Melbourue: Melbourne University Press.

Dalley, T. (1984) *Art as Therapy*, London: Tavistock Publications.

Damarell, D. (1998) 'Grandma, what a big beard you have! An exploration of the client's reaction to a change in the art therapist's appearance', *International Journal of Art Therapy: Inscape*, 3(2): 63-72.

Damarell, D. (1999) 'Just forging, or seeking love and approval? An investigation into the phenomenon of the forged art object and the copied picture in art therapy involving people with learning disabilities', *International Journal of Art Therapy: Inscape*, 4(2): 44-50.

Darnley-Smith, R. and Patey, H.M. (2003) *Music Therapy*, London: Sage.

Davidson, L., Rakfledt, J. and Strauss, J. (2011) *The Roots of the Recovery Movement in Psychiatry: Lessons Learned*, London: Wiley Blackwell.

Deaver, S.P. (2002) 'What constitutes art therapy research?', *Art Therapy: Journal of the American Art Therapy Association*, 19(1): 23-27.

Deco, S. (1998) 'Return to the open studio group'. In S. Skaife and V. Huet (eds), *Art Psychotherapy Groups*, London: Routledge.

Department of Health (2001) *Valuing People: A New Strategy for Learning Disability for the 21st Century*. Available at www.archive.official-documents. co.uk/document/cm50/5086/5086.pdf 2001 [accessed 22/02/2013].

Department of Health (2003) *Confidentiality: NHS Code of Practice*. Available online at www.dh.gov.uk/en/Publicationsandstatistics/ Publications/ Publications Policy And Guidance/DH_4069253 [accessed 22/06/13].

Dickson, C. (2007) 'An evaluation study of art therapy provision in a residential Addiction Treatment Programme (ATP)', *International Journal of Art Therapy: Inscape*, 12(1): 17-27.

Dube, W-D. (1972) *The Expressionists*, London: Thames and Hudson.

Dudley, J. (2004) 'Art psychotherapy and the use of psychiatric diagnosis: assessment for art psychotherapy', *Inscape (Journal of the British Association of Art Therapists)*, 9(1): 14-25.

Dudley, J., Gilroy, A. and Skaife, S. (1998) 'Learning from experience in introductory art therapy groups'. In S. Skaife and V. Huet (eds), *Art Psychotherapy Groups*, London: Routledge.

Duro, P. and Greenhalgh, M. (1993) *Essential Art History*, London: Bloomsbury.

Edwards, D. (1987) 'Evaluation in art therapy'. In D. Milne (ed.), *Evaluating Mental Health Practice*, London: Croom Helm.

Edwards, D. (1989) 'Five years on: further thoughts on the issue of surviving as an art therapist'. In A. Gilroy and T. Dalley (eds), *Pictures at an Exhibition*, London: Tavistock/Routledge.

Edwards, D. (1993a) 'Learning about feelings: the role of supervision in art therapy training', *The Arts in Psychotherapy*, 20: 213-222.

Edwards, D. (1993b) 'Putting principles into practice', *Inscape (Journal of the British Association of Art Therapists)*, Winter: 15-23.

Edwards, D. (1993c) 'Why don't arts therapists do research?' In H. Payne (ed.), *Handbook of Inquiry in the Arts Therapies: One River, Many Currents*, London: Jessica Kingsley.

Edwards, D. (1994) 'On reflection: a note on supervision', *Inscape (Journal of the British Association of Art Therapists)*, 1: 23-27.

Edwards, D. (1997) ' Endings', *International Journal of Art Therapy: Inscape*, 2(2): 49-56.

Edwards, D. (1999) ' The role of the case study in art therapy research, *Inscape (Journal of the British Association of Art Therapists)*, 4(1): 2-9.

Edwards, D. (2001) 'On re-reading Marion Milner', *Inscape (Journal of the British Association of Art Therapists)*, 6(1): 2-12.

Edwards, D. (2008) Every Picture Tells a Story: On Writing a Case

Study. Paper delivered at the ATPRN Symposium, *Digging Where we Stand: Using Practice as Evidence*, London on 21/11/2008. Available at www. baat.org/members/On_writing_a_case_study_DE_Nov08.pdf [accessed 26/01/2013]. Password required.

Edwards, D. (2010a) 'Art Therapy Studio' s Project', *ATOL: Art Therapy Online*, 1(1). Available at http://eprints-gojo.gold.ac.uk/100/2/Edwards_Studio_Project.pdf [accessed 26/01/2013].

Edwards, D. (2010b) 'Play and metaphor in supervision: keeping creativity alive', *The Arts in Psychotherapy*, 37: 248-254.

Edwards, D. (2011) 'Once more, but with feeling: further thoughts on writing about art therapy', *ATOL: Art Therapy Online*, 2(1). Available at http://eprints-gojo.gold.ac.uk/184/1/Once_morev2_DE250211.pdf [accessed 20/01/2013].

Edwards, D., Damareli, B., Michaels, D., Garber, J. and Stein, N. (2011) 'ATOL Art Therapy Studio Project: a (re)introduction', *ATOL: Art Therapy Online*, 1(3). Available at http: //eprints-gojo.gold.ac.uk/389/1/ATOL_Art_Therapy_Studio_P.pdf [accessed 26/01/2013].

Edwards, G. (1984) 'Helping and hindering', *Changes*, 3(1): 20-23.

Edwards, M. (1981) 'Art therapy now', *Inscape (Journal of the British Assocv-iation of Art Therapists)*, 5(1): 18-21.

Edwards, M. (1989) 'Art, therapy and Romanticism'. In A. Gilroy and T. Dalley (eds), *Pictures at an Exhibition*, London: Tavistock/ Routledge.

Eells, T.D. (ed.) (2010) *Handbook of Psychotherapy Case Formulation* (2nd Edition), London: The Guilford Press.

Elkis-Abuhoff, D., Gaydos, M., Goldblatt, R., Chen, M. and Sage, R. (2009) 'Mandala drawings as an assessment tool for women', *The Arts in Psychotherapy*, 36(4): 231-238.

Ellenberger, H.F. (1994) *The Discovery of the Unconscious*, London: Fontana.

Elliott, D. (ed.) (1978) *The Inner Eye* (exhibition catalogue), Oxford:

Museum of Modern Art.

Evans, K. and Dubowski, J. (2001) *Art Therapy with Children on the Autistic Spectrum*, London: Jessica Kingsley.

Feinberg, M. (1993) 'Training art therapy students to be supervisors: ethical and practical issues', *American Journal of Art Therapy*, 31(May): 109-112.

Feltham, C. and Horton, I. (eds) (2012) *The Sage Handbook of Counselling and Psychotherapy* (3rd Edition), London: Sage.

Ferber, M. (2010) *Romanticism: A Very Short Introduction*, Oxford: Oxford University Press.

Fordham, F. (1973) *An Introduction to Jung's Psychology*, Harmondsworth: Penguin Books.

Frame, P. (2002) 'The value of the rejected card choice in the MARI ® Card Test', *Art Therapy: Journal of the American Art Therapy Association*, 19(1): 28-31.

Franks, M. and Whitaker, R. (2007) 'The image, mentalisation and group art psychotherapy', *International Journal of Art Therapy: Inscape*, 12(1): 3-16.

Frantz, G. (2010) 'Jung's Red Book: the spirit of the depths', *Psychological Perspectives*, 53: 391-395.

Freud, S. (1975) *The Standard Edition of the Complete Psychological Works of Sigmund Freud*, translated and edited by James Strachey, London: Hogarth Press and the Institute of Psycho-Analysis.

Freud, S. (1979a) *Introductory Lectures on Psychoanalysis*, The Pelican Freud Library, Volume 1, Harmondsworth: Penguin Books.

Freud, S. (1979b) *The Letters* (International Psycho-Analysis Library), London: Chatto & Windus.

Freud, S. (1980) *The Interpretation of Dreams*, The Pelican Freud Library, Volume 4, Harmondsworth: Penguin Books.

Freud, S. (1991) *Group Psychology, Civilization and its Discontents and Other*

Works, The Pelican Freud Library, Volume 12, Harmondsworth: Penguin Books.

Frosh, S. (1997) *For and Against Psychoanalysis*, London: Routledge.

Fuller, P. (1980) *Art and Psychoanalysis*, London: Writers and Readers Press.

Fuller, P. (1983) ' Does therapy disrupt the creative process?', *Inscape* (*Journal of the British Association of Art Therapists*), April: 5-7.

Fulton, J. (2002) 'Art therapy and chronic illness: an enquiry into aspects of service provision for patients with atopic skin disease', *International Journal of Art Therapy: Inscape*, 7(1): 2-15.

Gantt, L. (2004) ' The case for formal art therapy assessments', *Art Therapy: Journal of the American Art Therapy Association*, 21(1): 18-29.

Gardiner, M. (1989) *The Wolf-Man and Sigmund Freud*, London: The Institute of Psycho-Analysis and Karnac Books.

Gilbert, P. (2000) *Overcoming Depression*, London: Robinson.

Gilbert, P. (2009) *Overcoming Depression: A Guide to Recovery with a Complete Self-Help Programme*, London: Constable & Robinson.

Gill, D. (2011) ' Social engagement', *Arts Professional*, 232, February. Available at http://staging.artsprofessional.co.uk/magazine/view. cfm?id=5463 & issue=232 [accessed 26/01/2013].

Gilroy, A. (1992) ' Research in art therapy'. In D. Waller and A. Gilroy (eds), *Art Therapy: A Handbook*, Buckingham: Open University Press.

Gilroy, A. (1995) 'Change in art therapy groups'. In A. Gilroy and C. Lee (eds), *Art and Music: Therapy and Research*, London: Routledge.

Gilroy, A. (1996) 'Our own kind of evidence', *Inscape* (*Journal of the British Association of Art Therapists*), 1(2): 52-60.

Gilroy, A. (2001) *Evidence Based Practice in Art Therapy*, BAAT Newsbriefing, December: 2-3.

Gilroy, A. (2004a) 'On occasionally being able to paint', *International Journal of Art Therapy: Inscape*, 9(2): 72-78.

Gilroy, A. (2004b) 'On occasionally being able to paint revisited', *International Journal of Art Therapy: Inscape*, 9(2): 69-71.

Gilroy, A. (2006) *Art Therapy, Research and Evidence-based Practice*, London: Sage.

Gilroy, A. (ed.) (2010) *Art Therapy Research in Practice*, Oxford: Peter Lang.

Gilroy, A. and Hanna, M. (1998) 'Conflict and culture in art therapy'. In A.R. Hiscox and A.C. Calisch (eds), *Tapestry of Cultural Issues in Art Therapy*, London: Jessica Kingsley.

Gilroy, A. and Lee, C. (eds) (1995) *Art and Music: Therapy and Research*, London: Routledge.

Gilroy, A. and Skaife, S. (1997) ' Taking the pulse of American art therapy', *Inscape (Journal of the British Association of Art Therapists)*, 2(2): 57-64.

Gilroy, A. Tipple, R. and Brown, C. (eds) (2011) *Assessment in Art Therapy*, London: Routledge.

Glover, N. (2008) *Psychoanalytic Aesthetics: An Introduction to the British School*, London: Karnac. Available at www.psychoanalysis-and-therapy.com/human_nature/glover/index.html [accessed 20/01/2013].

Goffman, E. (1973) *Asylums*, Harmondsworth: Penguin Books.

Goodenough, F. (1975) *Measures of Intelligence by Drawings*, New York: Arno Press.

Goss, R. and Rose, R. (2002) *Information Sheet R2: Evidence-based practice*, Rugby: British Association for Counselling and Psychotherapy.

Gosso, S. (ed.) (2004) *Psychoanalysis and Art*, London: Karnac.

Graham-Dixon, A. (2008) *Art: The Definitive Visual Guide*, London: Dorling Kindersley.

Gray, A. (1994) *An Introduction to the Therapeutic Frame*, London: Routledge.

Greenberg, J.R. and Mitchell, S.A. (1983) *Object Relations in Psychoanalytic Theory*, London: Harvard University Press.

Greenwood, H. (1994) 'Cracked pots-art therapy and psychosis', *Inscape*

(*Journal of the British Association of Art Therapists*), 1:11-14.

Greenwood, H. (2011) ' Long term individual art psychotherapy. Art for art' s sake: the effect of early relational trauma', *International Journal of Art Therapy*: *Inscape*, 16(1): 41-51.

Greenwood H. and Layton, G. (1987) 'An out-patient art therapy group', *Inscape* (*Journal of the British Association of Art Therapists*), Summer: 12-19.

Greenwood, H., Leach, C., Lucock, M. and Noble, R. (2007) ' The process of long-term art therapy: a case study combining artwork and clinical outcome', *Psychotherapy Research*, 17(5): 588-599.

Gunter, M. (2007) *Playing the Unconscious: Psychoanalytic Interviews with Children Using Winnicott' s Squiggle Technique*, London: Karnac.

Gussak, D. (2009) ' The effects of art therapy on male and female inmates: advancing the research base', *The Arts in Psychotherapy*, 36(1): 5-12.

Hacking, S. (1999) The Psychopathology of Everyday Art: A Quantitative Study, unpublished PhD thesis, University of Keele. Available at www. wfmt.info/Music therapy world/modules/ archive/stuff/papers/Hacking.pdf [accessed 26/01/2013].

Hacking, S. and Foreman, D. (2001) 'Psychopathology in paintings: a metaanalysis of studies using paintings by psychiatric patients' , *British Journal of Medical Psychology*, 74: 35-45.

Hamer, N. (1993) 'Some connections between art therapy and psycho-drama', *Inscape* (*Journal of the British Association of Art Therapists*), Winter: 23-26.

Hammer, E.F. (1958) *Clinical Application of Projective Drawing*, Springfield, IL: Thomas.

Handler, L. and Habenicht, D. (1994) ' The Kinetic Family Drawing technique: a review of the literature', *Journal of Personality Assessment*, 62(3): 440-464.

Havsteen-Franklin, D. (2008) ' The composite image: an exploration of the concept of the "embodied image" in art psychotherapy', *International Journal of Art Therapy*: *Inscape*, 13(2): 53-64.

Health and Care Professions Council (HCPC) (2005) *Standards of Education & Training*. Available at www.hpc-uk.org/assets/documents/10000BCF46345Educ-Train-SOPA5_v2.pdf [accessed 26/01/2013].

Health and Care Professions Council (HCPC) (2007) *Standards of Proficiency-Arts Therapists*. Available at www.hpc-uk.org/aboutregistration/ standards/standardsofproficiency/[accessed 26/01/2013].

Henzell, J. (1984) 'Art, psychotherapy, and symbol systems'. In T. Dalley (ed), *Art as Therapy*, London: Tavistock Publications.

Henzell, J. (1997a) 'Art, madness and anti-psychiatry: a memoir'. In K. Killick and J. Schaverien (eds), *Art, Psychotherapy and Psychosis*, London: Routledge.

Henzell, J. (1997b) ' The image' s supervision'. In G. Shipton (ed.), *Supervision of Psychotherapy and Counselling*, Buckingham: Open University Press.

Higgins, R. (1993) *Approaches to Case-Study*, London: Jessica Kingsley.

Hill, A. (1948) *Art Versus Illness*, London: Allen and Unwin.

Hinshelwood, R.D. (1991) *A Dictionary of Kleinian Thought*, London: Free Association Books.

Hiscox, A.R. and Calisch, A.C. (eds) (1998) *Tapestry of Cultural Issues in Art Therapy*, London: Jessica Kingsley.

Hogan, S. (2000) 'British art therapy pioneer Edward Adamson: a noninterventionist approach', *History of Psychiatry*, XI: 250-271.

Hogan, S. (2001) *Healing Arts: The History of Art Therapy*, London: Jessica Kingsley.

Hogan, S. (ed.) (1997) *Feminist Approaches to Art Therapy*, London: Routledge.

Hogan, S. (ed.) (2003) *Gender Issues in Art Therapy*, London: Jessica

Kingsley.

Holmes, J. (2001) *Narcissism*, Cambridge: Icon Books.

Holmes, J. (2004) ' The language of psychotherapy: metaphor, ambiguity, wholeness', *British Journal of Psychotherapy*, 21(2): 209-226.

Hopkins, D. (2004) *Dada and Surrealism: A Very Short Introduction*, Oxford: Oxford University Press.

Huckvale, K. and Learmonth, M. (2009) 'A case example of art therapy in relation to Dialectical Behaviour Therapy', *International Journal of Art Therapy: Inscape*, 14(2): 52-63.

Huet, V. (1997) 'Ageing, another tyranny: art therapy with older women'. In S. Hogan (ed.), *Feminist Approaches to Art Therapy*, London: Routledge.

Hughes, R. (1981) *The Shock of the New*, London: BBC.

Hugill, J. (1986) *Outbreak of Food Poisoning at Stanley Royd Hospital: Committee of Inquiry Report* (Command 9716), London: HMG Stationery Office Books.

Huizinga, J. (1949) *Homo Ludens*, translated by R.F.C. Hull, London: Routledge and Kegan Paul.

Isfahani, S.N. (2008) 'Art therapy with a young refugee woman-survivor of war', *International Journal of Art Therapy: Inscape*, 13(2): 79-87.

Jacobs, M. (1993) *Psychodynamic Counselling in Action*, London: Sage.

Jacobs, M. (1995) *D.W. Winnicott*, London: Sage.

Jacobs, M. (2011) 'The aims of personal therapy in training', *Psychodynamic Practice*, 17(4): 427-439.

Jacobs, M. (2012) *The Presenting Past: The Core of Psychodynamic Counselling and Therapy* (4th Edition), Maidenhead: Open University Press.

Jennings, S. and Minde, A. (1995) *Art Therapy and Dramatherapy*, London: Jessica Kingsley.

Jones, E. (1916) 'The theory, of symbolism'. In *Papers on Psychoanalysis* (5th Edition 1948), London: Hogarth Press.

Jones, E. (1993) *The Life and Work of Sigmund Freud* (New Edition), Harmondsworth: Penguin Books.

Jones, K. and Fowles, A.J. (1984) *Ideas on Institutions*, London: Routledge and Kegan Paul.

Jung, C.G. (1969) *The Collected Works of C.G. Jung* (2nd Edition), translated by R.F.C. Hull, London: Routledge & Kegan Paul.

Jung, C.G. (1997) *Jung on Active Imagination*, London: Routledge.

Jung, C.G. (2009) *The Red Book: Liber Novus*, edited and introduced by Sonu Shamdasani, translated by Mary Kyburz, John Peck, and Sonu Shamdasani, New York: W.W. Norton.

Jung, C.G. (ed.) (1978) *Man and his Symbols*, London: Picador.

Junge, M. and Asawa, P. (1994) *A History of Art Therapy in the United States*, Mundelein, IL: The American Art Therapy Association.

Kanas, N. (1986) 'Group therapy with schizophrenic patients: a review of controlled studies', *International Journal of Group Psychotherapy*, 36: 339-351.

Kanas, N. (1996) *Group Therapy for Schizophrenic Patients*, Washington DC: American Psychiatric Press.

Kerr, C., Hoshino, J., Sutherland, J. Parashak, S.T. and McCarley, L.L. (2007) *Family Art Therapy: Foundations of Theory and Practice*, London: Routledge.

Kessler, M. (1993) 'Confidentiality', *American Journal of Art Therapy*, 31 (May): 106-108.

Killick, K. (2000) 'The art room as container in analytical art psychotherapy with patients in psychotic states'. In A. Gilroy and G. McNeilly (eds), *The Changing Shape of Art Therapy*, London: Jessica Kingsley.

Killick, K. and Greenwood, H. (1995) ' Research into art therapy with people who have psychotic illnesses'. In A. Gilroy and C. Lee (eds), *Art and Music: Therapy and Research*, London: Routledge.

Killick, K. and Schaverien, J. (eds) (1997) *Art, Psychotherapy and Psychosis*, London: Routledge.

Klein, M. (1975) ' Narrative of a child analysis', in *The Writings of Melanie Klein*, Volume 4, London: The Hogarth Press and the Institute of Psycho Analysis.

Klein, M. (1986) ' Infantile anxiety situations reflected in a work of art and in the creative impulse', in J. Mitchell (ed.), *The Selected Melanie Klein*, Harmondsworth: Penguin Books.

Knights, B. (1995) *The Listening Reader*, London: Jessica Kingsley.

Kramer, E. (2000) *Art as Therapy: Collected Papers*, London: Jessica Kingsley.

Krantz, J. (2010) 'Social defences and twenty-first century organizations', *British Journal of Psychotherapy*, 26(2): 192-201.

Kris, E. (1988) *Psychoanalytic Explorations in Art*, Madison, CT: International Universities Press.

Laing, J. (1984) 'Art therapy in prisons'. In T. Dalley (ed.), *Art as Therapy*, London: Tavistock Publications.

Laing, R.D. (1970) *The Divided Self*, Harmondsworth: Penguin Books.

Laing, R.D. (1975) *Self and Others*, Harmondsworth: Penguin Books.

Laing, R.D. and Esterson, A. (1964) *Sanity, Madness and the Family*, Harmondsworth: Penguin Books.

Lakoff, G. and Johnson, M. (1980) *Metaphors We Live By*, Chicago, IL: University of Chicago Press.

La Nave, F. (2010) ' Image: reflections on the treatment of images and dreams in art psychotherapy groups', *International Journal of Art Therapy*, 15(1): 13-24.

Langley, D. (2006) *An Introduction to Dramatherapy*, London: Sage.

Lanham, R. (1998) ' The life and soul of the image', *International Journal of Art Therapy: Inscape*, 3(2): 48-55.

Laplanche, J. and Pontalis, J.B. (1988) *The Language of Psycho-Analysis*, translated by Donald Nicholson-Smith, London: Karnac & The Institute of Psycho-Analysis.

Lawlor, C. (2012) *From Melancholia to Prozac: A History of Depression*, Oxford: Oxford University Press.

Leader, D. (2009) *The New Black: Mourning, Melancholia and Depression*, Harmondsworth: Penguin Books.

Leader, D. (2011) *What is Madness?*, London: Hamish Hamilton.

Learmonth, M. (2006a) *NICE Guidelines on Depression: Making a Case for the Arts Therapies*. Available at www.insiderart.org.uk/ UserFiles/File/ Making%20a%20Case%20for%20art%20therapy%20 based%20 on%20the%20NICE%20Guidelines%20on%20Depression.pdf [accessed 27/01/2013].

Learmonth, M. (2006b) *NICE Guidelines on Depression: A Full Digest for Arts Therapists*. Available at www.insiderart.org.uk/UserFiles/File/ The%20 NICE%20Guidelines%20on%20Depression,%20an%20analysis% 20 from%20an%20art%20therapy%20perspective.pdf [accessed 27/01/2013].

Leanuonth, M. (2007) 'Opinion: what evidence?', *OpenMind*, 148: 16-17. Available at www.insiderart.org.uk/UserFiles/File/What%20 Evidence% 20 Openmind% 20Dec%2007.pdf [accessed 27/01/2013].

Learmonth, M. (2009) ' The evolution of theory, the theory of evolution: towards new rationales for art therapy', *International Journal of Art Therapy: Inscape*, 14(1): 2-10.

Leary, D.E. (ed.) (1990) *Metaphors in the History of Psychology*, Cambridge: Cambridge University Press.

Lett, W.R. (1995) 'Experiential supervision through simultaneous drawing and talking', *The Arts in Psychotherapy*, 22(4): 315-328.

Levens, M. (1994) 'Art therapy and psychodrama with eating disordered patients' . In D. Dokter (ed.), *Arts Therapies and Clients with Eating Disorders: Fragile Board*, London: Jessica Kingsley.

Levick, M.F. (2009) *Levick Emotional and Cognitive Art Therapy Assessment*, Milton Keynes: Author House.

Lidmila, A. (1996) 'What do we mean by "psychodynamic"? A contribution to the development of a model', *British Journal of Psychotherapy*, 12(4): 435-446.

Liebmann, M. (1999) *Art Therapy for Groups*, London: Routledge.

Lim, H.K. and Slaughter, V. (2008) ' Human figure drawings by children with Asperger' s', *Journal of Autism and Developmental Disorders*, 38: 988-994.

Lomas, P. (1994) *Cultivating Intuition*, Harmondsworth: Penguin.

Luzzatto, P. (1997) 'Short-term art therapy on the acute psychiatric ward: the open session as a psychodynamic development of the studio-based approach', *Inscape (Journal of the British Association of Art Therapists)*, 2(1): 2-10.

Lyddiatt, E.M. (1971) *Spontaneous Painting and Modeling: A Practical Approach in Therapy*, London: Constable.

Lyshak-Stelzer, F., Singer, P. Hills, D., St John, P. and Chemtob, C.M. (2007) 'Art therapy for adolescents with posttraumatic stress disorder symptoms: a pilot study', *Art Therapy: Journal of the American Art Therapy Association*, 24(4): 163-169.

MacGregor, J.M. (1983) 'Paul-Max Simon: the father of art and psychiatry', *Art Therapy*, 1(1): 8-20.

MacGregor, J.M. (1989) *The Discovery of the Art of the Insane*, Princeton, NJ: Princeton University Press.

Machover, K. (1949) *Personality Projection in the Drawing of the Human Figure*, Springfield, IL: Thomas.

Maclagan, D. (1983) 'Freud and the figurative', *Inscape (Journal of the British Association of Art Therapists)*, October: 10-12.

Maclagan, D. (1984) 'Book review: *Art as Healing* by Edward Adamson', *Inscape (Journal of the British Association of Art Therapists)*, Winter: 15.

Maclagan, D. (1993) 'A keen eye: Outsider Art and art therapy: aesthetics, ethics and cruelty', *Inscape (Journal of the British Association of Art Therapists)*, Winter: 9-14.

Maclagan, D. (1997) 'Fantasy, play and the image in supervision'. In G. Shipton (ed.), *Supervision of Psychotherapy and Counselling*, Buckingham: Open University Press.

Maclagan, D. (2001) *Psychological Aesthetics*, London: Jessica Kingsley.

Maclagan, D. (2009) *Outsider Art: From the Margins to the Marketplace*, London: Reaktion Books.

Maclagan, D. (2013) *Line Let Loose: Scribbling, Doodling and Automatic Drawing*, London: Reaktion Books.

Mahony, J. (2011) 'Artefacts related to an art psychotherapy group: the therapist' s art practice as research'. In A. Gilroy (ed.), *Art Therapy Research in Practice*, Oxford: Peter Lang.

Maizels, J. (1996) *Raw Creation: Outsider Art and Beyond*, London: Phaidon.

Maizels, J. (2009) *Outsider Art Sourcebook: Art Brut, Folk Art, Outside Art*, London: Raw Vision.

Malvern, S.B. (1995) 'Inventing "child" art: Frank Cizek and modernism', *The British Journal of Aesthetics*, 35(3): 262-272.

Mann, D. (1988) 'Countertransference: a case of inadvertent holding', *Inscape (Journal of the British Association of Art Therapists)*, Summer: 9-13.

Mann, D. (1989) ' The talisman or projective identification? A critique', *Inscape (Journal of the British Association of Art Therapists)*, Autunm: 11-15.

Mann, D. (1990a) 'Art as a defence mechanism against creativity', *British Journal of Psychotherapy*, 7(1): 5-14.

Mann, D. (1990b) 'Some further thoughts on projective identification in art therapy', *Inscape (Journal of the British Association of Art Therapists)*, Winter: 33-35.

Mann, D. (1991) 'Some schizoid processes in art psychotherapy', *Inscape*

(*Journal of the British Association of Art Therapists*), Smnmer: 12-17.

Manning, T.M. (1987) 'Aggression depicted in abused children's drawings', *The Arts in Psychotherapy*, 14: 15-24.

Martin, T. (2008) 'From cabinet to couch: Freud's clinical use of sculpture', *British Journal of Psychotherapy*, 24(2): 184-196.

McLeod, J. (1997) *Narrative and Psychotherapy*, London: Sage.

McLeod, J. (2010) *Caze Study Research in Counselling and Psychotherapy*, London: Sage.

McNab, D. and Edwards, D. (1988) 'Private art therapy', *Inscape* (*Journal of the British Association of Art Therapists*), Summer: 14-19.

McNeilly, G. (1983) ' Directive and non-directive approaches in art therapy', *The Arts in Psychotherapy*, 10:211-219.

McNeilly, G. (1984) 'Group-analytic art therapy', *Group Analysis*, XVII(3): 204-210.

McNeilly, G. (1987) ' Further contributions to group analytic art therapy', *Inscape* (*Journal of the British Association of Art Therapists*), Summer: 8-11.

McNeilly, G. (1990) 'Group analysis and art therapy: a personal perspective', *Group Analysis*, 23: 215-224.

McNeilly, G. (2006) *Group Analytic Art Therapy*, London: Jessica Kingsley.

McNiff, S.A. (1979) ' From shamanism to art therapy', *Art Psychotherapy*, 6: 155-161.

McNiff, S.A. (1987) ' Research and scholarship in the creative arts therapies', *The Arts in Psychotherapy*, 14: 285-292.

McNiff, S.A. (2000) *Art-Based Research*, London: Jessica Kingsley.

Meekums, B. (2002) *Dance Movement Therapy*, London: Sage.

Menzies Lyth, I. (1977) *The Functioning of a Social System as a Defence against Anxiety*, London: Tavistock Publications.

Menzies Lyth, I. (1988) *Containing Anxiety in Institutions, Selected Essays*, Volume 1, London: Free Association Books.

Menzies Lyth, I. (1989) *The Dynamics of the Social, Selected Essays*, Volume 2, London: Free Association Books.

Metzl, E.S. (2008) 'Systematic analysis of art therapy research published in *Art Therapy: Journal of AATA* between 1987 and 2004', *The Arts in Psychotherapy*, 35: 60-73.

Michaels, D. (2010) 'A space for linking: art therapy and stroke rehabilitation', *International Journal of Art Therapy: Inscape*, 15(2): 65-74.

Milia, D. (2000) *Self-Mutilation and Art Therapy: Violent Creation*, London: Jessica Kingsley.

Miller, A. (1996) *Pictures of a Childhood*, New York: Penguin.

Miller. J.C. (2004) *The Transcendent Function*, Albany, NY: State University of New York Press.

Mills, A., Cohen, B. and Meneses, J.Z. (1993) ' Reliability and validity tests of the Diagnostic Drawing Series', *The Arts in Psychotherapy*, 20(1): 83-88.

Milner, M. (1952) 'Aspects of symbolism and comprehension of the not-self', *International Journal of Psychoanalysis*, 33: 181-195.

Milner, M. (1971) *On Not Being Able to Paint*, London: Heinemann.

Milner, M. (1988) *The Hands of the Living God*, London: Virago.

Milner, M. (1996) *The Suppressed Madness of Sane Men*, London: Routledge.

Mitchell, J. (ed.) (1986) *The Selected Melanie Klein*, Harmondsworth: Penguin Books.

Mollon, P. (1989) 'Anxiety, supervision and a space for thinking: Some narcissistic perils for clinical psychologists in learning psychotherapy', *British Journal of Medical Psychology*, 62, 113-122.

Mollon, P. (2000) *The Unconscious*, Cambridge: Icon Books.

Molloy, T. (1997) 'Art psychotherapy and psychiatric rehabilitation'. In K. Killick and J. Schaverien (eds), *Art, Psychotherapy and Psychosis*, London: Routledge.

Moon, B. (2000) *Ethical Issues in Art Therapy*, Springfield, IL: Charles C.

Thomas.

Moon, B.L. (2007) 'Dialoguing with dreams in existential art therapy', *Art Therapy: Journal of the American Art Therapy Association*, 24(3): 128-133.

Morrison, A.P. (ed.) (1986) *Essential Papers on Narcissism*, New York: New York University Press.

Moustakas, C. (1990) *Heuristic Research: Design, Methodology and Application*, London: Sage.

Murdin, L. (2000) *How Much is Enough?*, London: Routledge.

Nadeau, M. (1973) *The History of Surrealism*, Harmondsworth: Penguin Books.

Naumberg, M. (1966) *Dynamically Oriented Art Therapy: Its Principles and Practice*, New York: Grune and Stratton.

Neale, E. and Rosal, M. (1993) 'What can art therapists learn from the research on projective drawing techniques for children: a review of the literature', *The Arts in Psychotherapy*, 20: 37-40.

NICE (2009-10) *Schizophrenia: The NICE Guidelines on Core Interventions in the Treatment and Management of Schizophrenia in Adults in Primary and Secondary Care*. March 2009 substantial update, republished with minor updates in 2010. London: NICE (CG82). Available at www.nice.org.uk/CG82 [accessed 18/01/2013].

Nilson, J. and Nyland, D. (2008) 'Psychotherapy research, the recovery movement and practice-based evidence in psychiatric rehabilitation', *Journal of Social Work in Disability and Rehabilitation*, 7: 340-354.

O'Brien, F. (2003) 'Bella and the white water rapids', *International Journal of Art Therapy: Inscape*, 8(1): 29-41.

Obholzer, A. and Roberts, V.Z. (1997) *The Unconscious at Work*, London: Routledge.

Omand, L. (2010) 'What makes for good supervision and whose responsibility is it anyway?', *Psychodynamic Practice*, 16(4): 377-392.

Oster, G.D. and Gould Crone, P.G. (2004) *Using Drawings in Assessment and Therapy: A Guide for Mental Health Professionals* (2nd Edition), Hove: Brunner-Routledge.

Papadopoulos, R. (ed.) (2002) *Therapeutic Care for Refugees and Asylum Seekers: No Place Like Home*, London: Karnac Books.

Parry, G. (1997) 'Bambi fights back: psychotherapy research and service improvement', *Inscape (Journal of the British Association of Art Therapists)*, 2(1): 11-13.

Paterson, C.F. (2002) 'A short history of occupational therapy'. In J. Creek (ed.), *Occupational Therapy and Mental Health*, Edinburgh: Churchill Livingstone.

Patterson, S., Crawford, M.J., Ainsworth, E. and Waller, D. (2011) 'Art therapy for people diagnosed with schizophrenia: therapists' views about what changes, how and for whom', *International Journal of Art Therapy: Inscape*, 16(2): 70-80.

Pearson, J. (ed.) (2004) *The Analyst of the Imagination: The Life and Work of Charles Rycroft*, London: Karnac Books.

Pedder, J. (1986) 'Reflections on the theory and practice of supervision', *Psychoanalytic Psychotherapy*, 2(2): 1-11.

Perets-Dubrovsky, S., Kaveh, M., Deutsh-Castel, T., Cohen, A. and Tirosh, E. (2010) 'The Human Figure Drawing as related to attention-deficit hyperactivity disorder (ADHD)', *Journal of Child Neurology*, 25(6): 689-693.

Perry Magniant, R.C. (ed.) (2004) *Art Therapy With Older Adults: A Sourcebook*, Springfield, IL: Charles C. Thomas.

Person, E.S., Fonagy, P. and Figueira, S.A. (eds) (1995) *On Freud's 'Creative Writers and Day-dreaming'*, New Haven, CT and London: Yale University Press.

Petocz, A. (1999) *Freud, Psychoanalysis and Symbolism*, Cambridge: Cambridge University Press.

Phillips, A. (1988) *Winnicott*, London: Fontana Press.

Porter, R. (2002) *Madness: A Brigef History*, Oxford: Oxford University Press.

Pratt, M. and Wood, M.J.M. (eds) (1998) *Art Therapy in Palliative Care: The Creative Response*, London: Routledge.

Prinzhorn, H. (1995) *Artistry of the Mentally Ill*, translated by Eric von Brockdorff, New York: Springer-Verlag.

Rawcliffe, T. (1987) 'A few of my own experiences of painting in relation to Marion Milner's book, "On Not Being Able to Paint"', *Inscape* (*Journal of the British Association of Art Therapists*), Summer:20-22.

Rees, M. (ed.) (1998) *Drawing on Difference: Art Therapy with People with Learning Difficulties*, London: Routledge.

Reitman, F. (1999) *Psychotic Art* (International Library of Psychology), London: Routledge.

Rhodes, C. (1994) *Primitivism and Modern Art*, London: Thames and Hudson.

Rhodes, C. (2000) *Outsider Art*, London: Thames and Hudson.

Richardson, M.E. (1948) *Art and the Child*, London: University of London Press.

Richardson, P., Jones, K., Evans, C., Stevens, P. and Rowe, A. (2007) 'Exploratory RCT of art therapy as an adjunctive treatment in schizophrenia', *Journal of Mental Health*, 16(4): 483-491. Available at http://eprints.gold.ac.uk/3666/1/CJMH A_248188_O.pdf [accessed 25/06/2012].

Roberts, J.P. (1984) 'Resonance in art groups', *Group Analysis*, XVII(3): 211-220.

Roth, P. (2001) *The Superego*, Cambridge: Icon Books.

Rowe, D. (1978) *The Experience of Depression*, Chichester: John Wiley & Sons.

Rowe, D. (1984) *Depression: The Way Out of Your Prison*, London: Routledge

& Kegan Paul.

Rycroft, C. (1979) *A Critical Dictionary of Psychoanalysis*, Harmondsworth: Penguin Books.

Rycroft, C. (1981) *The Innocence of Dreams*, Oxford: Oxford University Press.

Salzberger-Wittenberg, I. (1991) *Psycho-Analytic Insight and Relationships*, London: Routledge.

Samuels, A., Shorter, B. and Plaut, F. (1986) *A Critical Dictionary of Jungian Analysis*, London: Routledge & Kegan Paul.

Saunders, E.J. and Saunders, J.A. (2000) ' Evaluating the effectiveness of art therapy through a quantitative, outcomes-focused study', *The Arts in Psychotherapy*, 27(2): 99-106.

Sayers, J. (2000) *Kleinians: Psychoanalysis Inside Out*, Cambridge: Polity Press.

Schaverien, J. (1982) ' Transference as an aspect of art therapy', *Inscape (Journal of the British Association of Art Therapists)*, September: 10-16.

Schaverien, J. (1987) ' The scapegoat and the talisman: transference in art therapy'. In T. Dalley, C. Case, J. Schaverien, F. Weir, D. Halliday, P. Nowell Hall and D. Waller (eds), *Images of Art Therapy*, London: Routledge.

Schaverien, J. (1989) ' Transference and the picture: art therapy in the treatment of anorexia', *Inscape (Journal of the British Association of Art Therapists)*, Spring: 14-17.

Schaverien, J. (1990) ' The triangular relationship (2): desire, alchemy and the picture', *Inscape (Journal of the British Association of Art Therapists)*, Winter: 14-19.

Schaverien, J. (1992) *The Revealing Image*, London: Routledge.

Schaverien, J. (1995) *Desire and the Female Therapist*, London: Routledge.

Schaverien, J. (1996) ' The scapegoat transference: the Holocaust and the collective unconscious: themes and images revealed in art therapy', *European Judaism*, 29(1): 64-74.

Schaverien, J. (1998) 'Art within analysis: scapegoat, transference and transformation', *Journal of Analytical Psychology*, 44(4): 478-510.

Schaverien, J. (2000) ' The triangular relationship and the aesthetic countertransference in analytical art psychotherapy'. In A. Gilroy and G. McNeilly (eds), *The Changing Shape of Art Therapy*, London: Jessica Kingsley.

Schaverien, J. (2002) *The Dying Patient in Psychotherapy: Desire, Dreams and Individuation*, Basingstoke: Palgrave Macmillan.

Schaverien, J. (2005a) 'Art arid active imagination: reflections on transference and the image', *International Journal of Art Therapy: Inscape*, 10(2): 39-52.

Schaverien, J. (2005b) 'Art, dreams and active imagination: a post-Jungian approach to transference and the image', *Journal of Analytical Psychology*, 50, 127-153.

Schaverien, J. (2007) 'Countertransference as active imagination: imaginative experiences of the analyst', *Journal of Analytical Psychology*, 52: 413-431.

Schaverien, J. (2008) The Mirror of Art: Reflections on Transference and the Gaze of the Picture. Presentation given at the *Art and Psyche* conference in San Francisco, 2008. Available at http://aras.org/docs/00037Schaverien.pdf [accessed 20/01/2013].

Schaverien, J. (2011) 'Gifts, talismans and tokens in analysis: symbolic enactments or sinister acts?', *Journal of Analytical Psychology*, 56(2): 160-183.

Schaverien, J. and Case, C. (eds) (2007) *Supervision of Art Psychotherapy: A Theoretical and Practical Handbook*, London: Routledge.

Schneider, S.J. (ed.) (2009) *Horror Film and Psychoanalysis: Freud's Worst Nightmare* (Cambridge Studies in Film, Reissue Edition), Cambridge: Cambridge University Press.

Scull, A. (ed) (1981) *Madhouses, Mad-Doctors, and Madmen: The Social History of Psychiatry in the Victorian Era*, Philadelphia, PA: University of Pennsylvania Press.

Scull, A. (1993) *The Most Solitary of Afflictions: Madness and Society in Britain 1700-1900*, New Haven, CT and London: Yale University Press.

Scull, A. (2011) *Madness: A Very Short Introduction*, Oxford: Oxford University Press.

Segal, H. (1978) *Introduction to the Work of Melanie Klein* (2nd Edition), London: The Hogarth Press and The Institute of Psycho-Analysis.

Segal, H. (1986) *The Work of Hanna Segal: A Kleinian Approach to Clinical Practice*, London: Free Association Books.

Segal, H. (1991) *Dream, Phantasy and Art*, London: Routledge.

Segal, J. (1992) *Melanie Klein*, London: Sage.

Shamdasani, S and Beebe, J. (2010) 'Jung becomes Jung: a dialogue on *Liber Novus* (*The Red Book*)', *Psychological Perspectives*, 53: 410-436.

Shorter, E. (1997) *A History of Psychiatry: From the Era of the Asylum to the Age of Prozac*, New York: John Wiley.

Sidun, N.M. and Rosenthal, R.H. (1987) 'Graphic indicators of sexual abuse in Draw-A-Person Tests of psychiatrically hospitalized adolescents', *The Arts in Psychotherapy*, 14(1): 25-33.

Siegelman, E.Y. (1990) *Metaphor and Meaning in Psychotherapy*, New York: The Guilford Press.

Silverstone, L. (1997) *Art Therapy-The Person-Centred Way* (2nd Edition), London: Jessica Kingsley.

Silverstone, L. (2009) *Art Therapy Exercises: Inspirational and Practical Ideas to Stimulate the Imagination*, London: Jessica Kingsley.

Simon, R. (1988) 'Marion Milner and the psychotherapy of art', *Winnicott Studies*, 3: 48-52.

Simon, R. (1992) *The Symbolism of Style*, Routledge: London.

Simon, R. (1997) *Symbolic Images in Art as Therapy*, Routledge: London.

Singh, K. (2001) *Sublimation*, Cambridge: Icon Books.

Skaife, S. (1990) 'Self-determination in group analytic art therapy', *Group Analysis*, 23: 237-244.

Skaife, S. (2001) ' Making visible: art therapy and intersubjectivity', *Inscape (Journal of the British Association of Art Therapists)*, 6(2): 40-50.

Skaife, S. (2007) 'Working in black and white: an art therapy supervision group'. In J. Schaverien and C. Case (eds), *Supervision of Art Psychotherapy: A Theoretical and Practical Handbook*, London: Routledge.

Skaife, S. and Huet, V. (eds) (1998) *Art Psychotherapy Groups*, London: Routledge.

Skailes, C. (1997) ' The forgotten people'. In K. Killick and J. Schaverien (eds), *Art, Psychotherapy and Psychosis*, London: Routledge.

Spivey, N. (2005) *How Art Made the World*, London: BBC Books.

Springham, N., Findlay, D., Woods, A. and Harris, J. (2012) ' How can art therapy contribute to mentalization in borderline personality disorder?' , *International Journal of Art Therapy: Inscape*, 17(3): 115-129.

Stecker, R. (2010) *Aesthetics and the Philosophy of Art: An Introduction*, Lanham, MD: Rowman & Littlefield.

Stevens, A. (1986) *Withymead: A Jungian Community for the Healing Arts*, London: Coventure.

Stone, M.H. (1997) *Healing the Mind: History of Psychiatry from Antiquity to the Present*, New York: W.W. Norton.

Storr, A. (1972) *The Dynamics of Creation*, London: Secker and Warburg.

Storr, A. (1990) *Solitude*, London: Fontana Paperbacks.

Strand, S. (1990) 'Counteracting isolation: group art therapy for people with learning difficulties', *Group Analysis*, 23: 255-263.

Szasz, T.S. (1974) *Ideology and Insanity*, Harmondsworth: Penguin Books.

Szasz, T.S. (1977) *The Myth of Mental Illness*, St Albans: Paladin.

Talwar, S. (2007) 'Accessing traumatic memory through art making:

an art therapy trauma protocol (ATTP)', *The Arts in Psychotherapy*, 34(1): 22-35.

Teasdale, C. (1997) 'Art therapy as a shared forensic investigation', *International Journal of Art Therapy: Inscape*, 2(2): 32-40.

Teasdale, C. (1999) ' Report: developing principles and policies for arts therapists working in United Kingdom prisons', *The Arts in Psychotherapy*, 26(4): 265-270.

Thomas, G.V. and Jolly, R.P. (1998) ' Drawing conclusions: a re-examination of empirical and conceptual bases for psychological evaluation of children from their drawings', *British Journal of Clinical Psychology*, 37(2, May): 27-39.

Thomson, M. (1997) *On Art and Therapy*, London: Virago.

Thorne, D. (2011) ' Images on the void: an enquiry into the nature of depression through reflections on five commonly presented images', *International Journal of Art Therapy: Inscape*, 16(1): 20-29.

Thyme, K.E., Sundin, E.C., Wiberg, B., öster, I., Åström, S. and Lindh, J. (2009) ' Individual brief art therapy can be helpful for women with breast cancer: A randomized controlled clinical study', *Palliative and Supportive Care*, 7: 87-95.

Tipple, R. (1994) 'Communication and interpretation in art therapy with people who have a learning disability', *Inscape (Journal of the British Association of Art Therapists)*, 2: 31-35.

Tipple, R. (1995) ' The "primitive" in art therapy', *Inscape (Journal of the British Association of Art Therapists)*, 2: 10-18.

Tjasink, M. (2010) 'Art psychotherapy in medical oncology: a search for meaning', *International Journal of Art Therapy: Inscape*, 15(2): 75-83.

Trowbridge, M.M. (1995) 'Graphic indicator of sexual abuse in children' s drawings: a review of the literature', *The Arts in Psychotherapy*, 22(5): 485-493.

Trower, P., Jones, J. Dryden, W. and Casey, A. (2011) *Cognitive Behavioural*

Counselling in Action (2nd Edition), London: Sage.

Ulman, E. (2001) 'Art therapy: problems of definition', *American Journal of Art Therapy*, 40(August): 16-26.

Van den Berk, T. (2012) *Jung on Art: The Autonomy of the Creative Drive*, London: Routledge.

Vaughan, W. (1995) *Romanticism and Art*, London: Thames and Hudson.

Wadeson, H. (ed) (1992)*A Guide To Conducting Art Therapy Research*, Mundelein, IL: The American Art Therapy Association.

Waller, D. (1987) 'Art therapy in Adolescence'. In T. Dalley, C. Case, J. Schaverien, F. Weir, D. Halliday, P. Nowell Hall and D. Waller (eds), *Images of Art Therapy: New Developments in Theory and Practice*, London: Tavistock Publications.

Waller, D. (1991) *Becoming a Profession: History of Art Therapy in Britain 1940-82*, London: Routledge.

Waller, D. (1992) ' The training of art therapists: past, present and future issues'. In D. Waller and A. Gilroy (eds), *Art Therapy-A Handbook*, Buckingham: Open University Press.

Waller D. (1993) *Group Interactive Art Therapy: Its Use in Training and Treatment*, London: Routledge.

Waller, D. (1998) *Towards a European Art Therapy: Creating a Profession*, Buckingham: Open University Press.

Waller, D. (1999) 'The arts therapists open their register', *British Journal of Therapy and Rehabilitation*, 6(3) March: 110-111.

Waller D. (ed.) (2002) *Arts Therapies and Progressive Illness: Nameless Dread*, London: Routledge.

Waller, D. and Mahoney, J. (eds) (1998) *Treatment of Addiction: Current Issues for Arts Therapists*, London: Routledge.

Waller, D. and Sibbett, C. (eds) (2005) *Art Therapy and Cancer Care*, Maidenhead: Open University Press.

Warner, R. (1985) *Recovery from Schizophrenia: Psychiatry and Political*

Economy, London and New York: Routledge, Kegan and Paul.

Webster, R. (2005) *Why Freud Was Wrong: Sin, Science and Psychoanalysis*, Oxford: Orwell Press.

Wenck, L.S. (1970) *House-Tree-Person Drawings: An Illustrated Diagnostic Handbook*, Torrance, CA: A Western Psychological Services.

West, J., Potworowska, M. and Nash, G. (2012) *The Future of Art Therapy in Private Practice*, BAAT Newsbriefing, November: 8-11.

Wilkins, P. (1999) *Psychodrama*, London: Sage.

Williams, S. (1997) 'Psychotherapeutic ends and endings', *British Journal of Psychotherapy*, 13(3): 338-350.

Willis, L.R., Joy, S.P. and Kaiser, D.H. (2010) ' Draw-a-Person-in-the-Rain as an assessment of stress and coping resources', *The Arts in Psychotherapy*, 37: 233-239.

Wilson, L., Riley, S. and Wadeson, H. (1984), 'Art therapy supervision', *Art Therapy: Journal of the American Art Therapy Association*, 1(3) October: 100-105.

Winnicott, D.W. (1954) ' Meta psychological and clinical aspects of regression within the psycho-analytical setup', *Collected Papers*. New York: Basic Books.

Winnicott, D.W. (1971) *Therapeutic Consultations in Child Psychiatry*, London: The Hogarth Press and the Institute of Psycho-Analysis.

Winnicott, D.W. (1980) *Playing and Reality*, Harmondsworth: Penguin Books.

Wolff, H.H. (1977) ' Loss: a central theme in psychotherapy', *British Journal of Psychotherapy*, 13(3): 11-19.

Wolpert, L. (1999) *Malignant Sadness*, London: Faber and Faber.

Wood, C. (1986) 'Milk white panic', *Inscape (Journal of the British Association of Art Therapists)*, Winter: 2-7.

Wood, C. (1990) ' The triangular relationship (1): the beginnings and endings of art therapy relationships', *Inscape* (*Journal of the British Association of Art Therapists*), Winter: 7-13.

Wood, C. (1991) 'A personal view of Laing and his influence on art therapy', *Inscape* (*Journal of the British Association of Art Therapists*), Winter: 15-18.

Wood, C. (1992) 'Using art therapy with "chronic" long-term psychiatric patients'. In D. Waller and A. Gilroy (eds), *Art Therapy: A Handbook*, Buckingham: Open University Press.

Wood, C. (1997a) 'Facing fear with people who have a history of psychosis', *Inscape* (*Journal of the British Association of Art Therapists*), 2(2): 41-48.

Wood, C. (1997b) 'The history of art therapy and psychosis (1938-1995)'. In K. Killick and J. Schaverien (eds), *Art, Psychotherapy and Psychosis*, London: Routledge.

Wood, C. (1999) 'Gathering evidence: expansion of art therapy research strategy', *Inscape* (*Journal of the British Association of Art Therapists*), 4(2): 51-61.

Wood, C. (2000) 'The significance of studios', *International Journal of Art Therapy: Inscape*, 5(2): 40-53.

Wood, C. (2011a) 'The evolution of art therapy in relation to psychosis and poverty'. In A. Gilroy (ed.), *Art Therapy Research in Practice*. Oxford, Bern and New York: Peter Lang.

Wood, C. (ed.) (2011b) *Navigating Art Therapy*, London: Routledge.

Wood, M. (1996) 'Art therapy and eating disorders: theory and practice in Britain', *International Journal of Art Therapy: Inscape*, 1(1): 13-19.

Woodmansey, A.C. (1989) 'Internal conflict', *British Journal of Psychotherapy*, 6(1): 26-49.

Yalom, I.D. (1970) *The Theory and Practice of Group Psychotherapy*, New York: Basic Books.

Yin, R. (2008) *Case Study Research: Design and Methods* (4th Edition) (Applied Social Research Methods), London: Sage.

Youell, B. (2008) 'The importance of play and playfulness', *European Journal of Psychotherapy and Counselling*, 10(2): 121-129.

图书在版编目（CIP）数据

艺术疗法/（英）大卫·爱德华斯（David Edwards）著；黄赟琳，孙传捷译.—重庆：重庆大学出版社，2016.9（2024.6重印）
（创造性治疗系列）
书名原文：Art therapy
ISBN 978-7-5689-0046-1

Ⅰ.①艺… Ⅱ.①大…②黄…③孙… Ⅲ.①艺术—应用—精神疗法 Ⅳ.①R749.055

中国版本图书馆CIP数据核字（2016）第189341号

艺术疗法
YISHU LIAOFA

［英］大卫·爱德华斯（David Edwards） 著

黄赟琳 孙传捷 译

鹿鸣心理策划人：王 斌
策划编辑：温亚男
责任编辑：杨 敬 许红梅
责任校对：秦巴达
责任印制：赵 晟

重庆大学出版社出版发行
出版人：陈晓阳
社址：（401331）重庆市沙坪坝区大学城西路21号
网址：http://www.cqup.com.cn
重庆升光电力印务有限公司印刷

开本：890mm×1240mm 1/32 印张：9.875 字数：179千
2016年10月第1版 2024年6月第5次印刷
ISBN 978-7-5689-0046-1 定价：68.00元

版贸核渝字（2014）第 166 号